NADJA KÜCKER

CHAKRA-YOGA FÜR GESUNDE ORGANE

Mehr Energie für Körper,
Geist und Seele mit Asanas, Atemübungen
und Meditationen

IRISIANA

INHALT

Dieses Buch soll dir freudvolle Inspiration und wichtiger Ratgeber sein. Für dich, die bereits Yoga praktiziert und neue Impulse sucht, und für alle, die neugierig sind und einen Schritt nach dem anderen in die richtige Richtung gehen wollen.

Mögest du gesund, glücklich und voller Wertschätzung deinem Leben gegenüber sein.

Mögen wir nicht müde werden, dem Besten und Tiefsten in uns nachzugehen, immer und immer wieder, um die Samen unserer wahren Natur aufgehen und gedeihen zu lassen, auf dass sie – um des Wohles aller nahen wie fernen, bekannten und unbekannten Wesen und der Welt in all ihrer Schönheit und all ihrem Leid willen – Früchte tragen, mit denen sie unser Leben und unsere Arbeit in jedem Augenblick eines Tages bereichern.

JON KABAT-ZINN

WILLKOMMEN AUF DEINER REISE

Wie schön, dass du da bist! Du hältst ein Buch in den Händen, das dich in deiner Gesundheit auf allen Ebenen unterstützen möchte. Es wird dir viel Freude bereiten, deinen Körper und dein Dasein aus einer viel leicht ungewöhnlichen Perspektive kennenzulernen, dich neu zu entdecken, für deine ganzheitliche Gesundheit zu sorgen. Damit erfüllst du deinen Alltag mit Lebensfreude und Leichtigkeit, denn das ist es doch, was wir alle möchten. Und es ist gar nicht schwer! Ich freue mich auf dich und dein Lächeln an der einen oder anderen Stelle, wenn ich persönliche Momente meines Lebens mit dir teile, wenn ich dich über das Wunderwerk deines Körpers staunen lasse, oder wenn es dir gelingt, deinem Geist einen sanften Schubs in die richtige und bessere Richtung zu geben. Komm mit auf diese schöne Entdeckungsreise. Mein Ziel ist es, dein Herz zum Lachen und zum Strahlen zu bringen, auf dass du dich wohlfühlst mit dir in deiner schönen (Innen-)Welt!

Wenn ich einer Buchhandlung bin, denke ich oft: »Oh, so viele Yogabücher! Wer liest die denn alle?« Trotzdem habe ich mich hingesetzt und ein weiteres Yogabuch geschrieben – ein Buch voller wertvoller Informationen und Inspirationen für deine Gesundheit, die in dieser Kombination noch nie in einem Buch zu finden waren: Ich möchte dir hier nahebringen, wie du mithilfe von Yoga deine Energiezentren, die sogenannten Chakras, und somit die Organe deines Körpers positiv beeinflussen kannst. Gesunde Organe sind gleichbedeutend mit Gesundheit auf allen Ebenen, denn über die Chakras kannst du nicht nur die körperliche Dimension deiner Organe erfassen, sondern auch die seelische und spirituelle. Diese Zusammenhänge werde ich dir ausführlich beschreiben. Ich kenne sie aus eigener Erfahrung, denn Yoga und die Kraft der Chakren haben mich gerettet, als mein Leben mit Anfang 40 wegen einer Tumorerkrankung am seidenen Faden hing. Den Blick aufs »große Ganze« hatte ich schon immer, ebenso eine gute Verbindung zu mir selbst und Vertrauen ins Leben. Noch tiefer eingetaucht bin ich dann in der Zeit während Therapie und Genesung. Ich wandte das Wissen rund um die Chakras, die Zusammenhänge mit körperlichen Strukturen, die seelisch-geistigen Verbindungen mit meinen Erfahrungen und meiner Yogapraxis an – und wurde wieder gesund. Nicht zuletzt aus diesem Grund liebe ich es, mich mit Yoga, Chakras und ihrem Zusammenhang mit Körper, Geist und Seele zu beschäftigen.

Ich möchte dich dazu ermutigen, deinem Wunderwerk Körper mehr Gesundheit, Wohlgefühl und Vitalität zu gönnen. So wie er für dich tagtäglich arbeitet, reinigt, filtert und dich am Leben hält, so darfst auch du dich ihm widmen und eine tiefere Bindung mit ihm aufbauen. Manchmal braucht es nur einen kleinen Anstoß, um innezuhalten und einen liebevollen Blick auf sich selbst zu werfen. Oder einfach gesagt: So wie du dich darum kümmerst, ein sauberes T-Shirt anzuziehen, genauso solltest du auch wissen, wie du deine Organe zum Strahlen bringst.

Das Energie-Potenzial in uns

Du findest in diesem Buch Yogaübungen für den Energieausgleich, leichte Meditationen, Facts zur Anatomie und die eine oder andere persönliche Geschichte zum physischen und energetischen Innenleben, dazu einen großen Schatz an fundiertem Wissen zur allgemeinen Gesundheit. Das Hauptthema und mein absolutes Lieblingsthema sind die Chakras und ihre unbändige Kraft, uns zum Strahlen zu bringen. Diese Info kurz vorausgeschickt: Die Chakras sind Bereiche in unserem Körper mit einem unglaublichen Potenzial an Energie, durch die wir ungeahnte Kräfte in uns wecken können. Ich werde voller Hingabe in dieses Thema abtauchen und mein tiefes Wissen mit dir darüber teilen, die alte indische Yogalehre thematisch und energetisch mit den Chakras und unseren fantastischen inneren Organen verbinden.

In meine Yogaklassen integriere ich grundsätzlich dieses Wissen, und so entsteht ein tiefgehender energetischer Input, der zum Nachdenken anregt. Genau diesen Impuls möchte ich dir mit diesem Buch mitgeben. Yoga in seinen verschiedenen »Darreichungsformen«, sei es direkt in einer Yogastunde oder wie hier in einem Buch vermittelt, hat eine unbändige Kraft, und das Einbeziehen unserer Chakras potenziert seine unglaubliche Energie. Ich glaube daran, dass deine Energiezentren nur darauf warten, von dir entdeckt zu werden. Sie werden

dich kraftvoll und leistungsfähig machen und entspannt in Richtung Gesundheit führen.
Es geht um deine Organgesundheit – nicht nur auf körperlicher Ebene, sondern auch auf mentaler und emotionaler Ebene, um mehr Fülle in allen Lebensbereichen. Mein Wunsch ist, dass du, während du dieses Buch liest, deinen Körper viel bewusster erlebst, deine Seele ihr Lächeln wiederfindet und dein Geist von Tag zu Tag mehr jauchzt und jubelt vor Freude und Glück, dass er (fast) nur noch an das Gute in dir und um dich herum denken kann.
Denn du darfst mit allem rechnen, vor allem aber mit dem Schönen!

Bei dieser Lektüre geht es nicht um die korrekte Ausrichtung von *Asanas* (aus dem Sanskrit für »Yogahaltung«) – auch wenn das für ein gesundes Üben schon Vorteil genug wäre –, sondern um das faszinierende Funktionieren unserer Organe und ihre spirituelle Bedeutung. Und jetzt kommen das magische Leuchtfeuer und der rote Faden: Es geht darum, wie wir die Chakras und ihre Energie nutzen können, um eben diese Organe und unseren ganzen Körper gesund und vital zu halten. Dafür findest du in diesem Buch eine Sammlung von wertvollen Übungen und Meditationen sowie Atemübungen und Affirmationen, die du direkt umsetzen kannst.

Jetzt wünsche ich dir von Herzen viel Vergnügen bei der Entdeckungsreise deines Wunderwerks Körper und deiner feinen Seele (Kapitän Geist wird sich schon beruhigen).

Auf geht's – ich weiß, dass die schwierigste Übung das »Matte-Ausrollen« ist. Aber es lohnt sich. Versprochen.

Ein herzliches Namasté
Deine Nadja

EIN KURZER ÜBERBLICK

Spot an – auf unsere lebenswichtigen Organe, denn lang genug lagen sie im Dunkeln, im Schatten unserer Wahrnehmung. Lass sie uns durchfluten mit der magischen Energie unserer Chakras. Es gibt weit mehr als die gemeinhin bekannten sieben (Haupt-)Chakras in unserem Körper aufzuspüren, in diesem Buch arbeiten wir aber mit diesen sieben Zentren. Sozusagen als erste Idee, um uns kraftvolle Impulse für unseren Alltag und unser ganzes Leben zu verschaffen. Mit diesen sieben Schätzen haben wir einen hervorragenden Start, um schließlich energetisch zu sprudeln.

Analog dazu gehe ich nicht auf alle Organe unseres Körpers ein, sondern nur auf die, die sich in unmittelbarer Nähe eines der sieben Hauptchakras befinden. Du wirst feststellen, dass sich das eine oder andere Organ beziehungsweise ganze Körperbereiche ohnehin automatisch »einmischen«. Alles ist mit allem verwoben, so ist es auch in unserem Körper: Alle Zellen, Muskeln, Nerven und Faszien kommunizieren miteinander; Hormone, Neurotransmitter und unser Blut transportieren Informationen und lebenswichtige Stoffe in jeden Winkel dieses Wunderwerks.

In diesem Buch stelle ich dir also die sieben Hauptchakras und ihre Bedeutungen vor, sodass du einen Überblick und direkten Zugang erhältst und dich mit ihrer Energie verbinden kannst. Du erlernst die Fähigkeit, das jeweilige Chakra anzusteuern und den besten Nutzen für dich daraus zu ziehen. Darüber hinaus kombiniere ich das anatomische Wissen um unsere Organe mit den Chakras: Du findest hier Yoga- und Atemübungen sowie Meditationen, um die Energie in den jeweiligen Chakra-Bereichen zu aktivieren oder auszugleichen.

Wie du diesen Ratgeber für dich nutzen kannst

Bestimmt bist du neugierig, was alles hinter und in den Chakren steckt, wie du dich körperlich und mental stärken und zu mehr innerer wie auch äußerer Balance finden kannst. Dieser Ratgeber richtet sich sowohl an Yoga-Anfänger oder -Neulinge als auch an bereits erfahrene Praktizierende. Ich möchte dich motivieren, sowohl komplett Neues zu erfahren als auch deine Yogapraxis zu vertiefen und zu erweitern, solltest du dich schon mit Yoga befasst haben. Nimm dir Zeit, die Inhalte in deinem eigenen Tempo zu entdecken, und lass dich von den vielfältigen Möglichkeiten inspirieren.

Jede Übung in diesem Buch folgt einem klaren und durchdachten Aufbau, der dir hilft, deine Praxis sicher und wirkungsvoll zu gestalten. Ich stelle dir für jedes Chakra detailliert beschriebene Asanas (Yogahaltungen) vor. Darüber hinaus erwarten dich wunderschöne Übungsillustrationen, die dich inspirieren dürfen, von deinem Bürostuhl oder dem Sofa aufzustehen und auf die Matte zu kommen, um dich mit deinem Atem und Körper sowie deinen Chakras und Organen zu verbinden. Du findest zu allen Übungen eine Schritt-für-Schritt-Anleitung, die dir zeigt, wie du die jeweilige Haltung einnehmen, deinen Atem lenken und deine Aufmerksamkeit ausrichten kannst. So kannst du die Asanas mit Vertrauen und Leichtigkeit ausführen. Als »Bonbon« bekommst du mittels eines QR-Codes im Anhang (siehe Seite 175) vier 15-minütige Videos mit Flows (Übungsabfolgen) für die Chakras von 1 bis 4, sowie zu 5, 6 und 7 ein zusammengefasstes Video. In der vorderen Umschlagseite siehst du außerdem anhand der Illustration die Lage der Chakras in unserem Körper.

Die Illustrationen mit ihrer durchlässigen und feinen Struktur zeigen, dass nichts voneinander getrennt ist, sondern alles – dein Körper, Geist und deine Seele – miteinander in Verbindung steht. Du darfst von meinen Erklärungen ein wenig abweichen, wenn du das Gefühl hast, eine geringe Veränderung täte dir gut. Horche nach innen, fokussiere dich auf deine Atmung und lenke deine Energie auf das jeweilige Organ. Erfahre, wie sich Wärme in dir ausbreitet und dich wohlige Wellen der Heilkraft durchströmen.

Ich gehe auf das Organ oder die Körperregionen ein, die sich in der Nähe des jeweiligen Chakras befinden. Mit den Übungen erzielst du einen physischen, also körperlichen Effekt, um das Organ zu stärken, in seiner Funktion positiv zu unterstützen und auszugleichen. Gleichzeitig – da Körper und Geist nicht getrennt sind – erreichen die Yogahaltungen sowie die Atem- und Meditationsübungen deine mentale Ebene. Sie beruhigen deinen Geist und helfen dir, Stress loszulassen und/oder Anspannung zu vermeiden. Aus energetischer Sicht harmonisierst und aktivierst du deine Chakras, um den Energiefluss zu fördern und von innen heraus zu strahlen.

Yogatherapie zum Tieftauchen

Als bekennender Anatomiejunkie gebe ich dir zudem einen kurzen Einblick über die körperlichen Effekte der Asanas. Es ist mir wichtig, dass du erfährst, welche Bereiche deines Körpers durch die Übung gestärkt, gedehnt oder entspannt werden. Und ich lege dir dar, wie positiv deine Muskeln, Organe und Gelenke auf die Praxis reagieren. Außerdem findest du Erklärungen aus der Yogatherapie, wenn du noch ein wenig tiefer tauchen möchtest.
Yogatherapie ist eine wunderbare Möglichkeit, Körper, Geist und Seele zu stärken und ins Gleichgewicht zu bringen. Sie kombiniert traditionelle Yogatechniken mit medizinischem Wissen und wirkt ganzheitlich. Du erfährst, wie die Übungen aus yogatherapeutischer Sicht dir helfen können, energetische Blockaden zu lösen, emotionale Spannungen zu reduzieren und mehr Klarheit in deinen Geist zu bringen. Du gewinnst Einblicke, wie dir Yoga auf den verschiedenen Ebenen deines Seins großartige Unterstützung bietet. Yoga im Allgemeinen und die Yogatherapie im Besonderen kann dich sowohl präventiv als auch bei bestehenden Beschwerden unterstützen, ebenso nach Operationen oder zur Linderung von Stresssymptomen. Wichtig zu wissen: Während wir die direkten körperlichen Effekte wie Muskelentspannung oder Dehnung schnell spüren, erfordern die yogatherapeutischen Wirkungen etwas mehr von deiner Aufmerksamkeit, Hingabe und Geduld.

Einen Anfang finden

Ich persönlich liebe Flexibilität, und genauso kannst auch du mit meinen Vorschlägen umgehen – du entscheidest selbst, ob du dich nur einem Chakra widmen, eine oder alle vorgeschlagenen Übungen für ein Chakra machen oder mehrere Chakras miteinander verbinden möchtest. Du kannst dir auch eine Art von Themenwochen kreieren und dich dabei eine Woche lang jeweils einem bestimmten Chakra widmen. Du arbeitest in diesen Tagen mit seinen Qualitäten und beobachtest, wie sich dein Körper und Geist dadurch verändern. Ich empfehle, dass du dir ein kleines Tagebuch oder Notizheft zulegst,

um deine Erfahrungen aufzuschreiben. Lass dich gern von Farben, Symbolen, Düften und Affirmationen zu den jeweiligen Chakras inspirieren (siehe Übersicht in der hinteren Umschlagseite), um deine Praxis nach deinen Bedürfnissen zu gestalten.
Unsere Energiezentren sind voller Symbolik, beispielsweise assoziiert mit Farben, Klängen oder Tieren. Ich gebe dir eine Orientierung über jedes einzelne Chakra, mit all seinen Ideen und Impulsen, die für dich von Bedeutung sein können, denn vielleicht ist es an einem Tag schöner und besser, wenn du dich mit der einem Chakra zugehörigen Farbe stimulierst, während du dich an einem anderen eher mit der Kraft seines Tiersymbols auseinandersetzt. Und an einem anderen Tag möchtest du vielleicht unbedingt die Yogaübungen machen und dich intensiver mit der Aufmerksamkeit auf die Organe beschäftigen.
Bitte entscheide für dich, was im jeweiligen Moment für dich passt. Ich werde mein Bestes geben und dir so gut ich kann die bunten Facetten der Chakras beschreiben und erklären. Mein Ziel ist es, dass die Kraft der Chakras deinen Körper und Geist mit Energie durchflutet und du in deinem vielleicht manchmal zu hektischen oder auch zu ruhigen Alltag zu den Quellen deines Organismus zurückfindest.
Und übrigens: Auch wenn du schon lang Yoga übst, wird Chakra-Yoga deine Asanapraxis interessanter, bunter und vielseitiger gestalten. Durch die Perspektive auf deine Organe wirst du deine Lieblingsasanas ganz neu betrachten können. Gib mir sehr gern Feedback, wie es sich für dich anfühlt, auf der Matte ganz bei dir und mit dir selbst zu sein. Meine E-Mail-Adresse findest du im Anhang (siehe Seite 175).

Dieses Buch soll ein Werkzeug für dich sein, das dir neue Wege zeigt, deine Gesundheit und Energie zu stärken. Sei geduldig mit dir selbst, genieße den Prozess und erlaube dir, kreativ mit den Übungen zu arbeiten. Dein Körper, dein Geist und deine Seele werden es dir danken. Ich freue mich, wenn du es auf dem Tisch liegen lässt und immer wieder darin blätterst; vertraue deiner Intuition, sie wird dich zur richtigen Seite lotsen! Sei ganz bei dir und du wirst immer mehr mit dir selbst sein. Lass all die Inspirationen und Ratschläge tief in dich eindringen, sodass sie sich anfühlen, als hättest du sie schon immer gekannt und würdest sie jetzt endlich umsetzen.

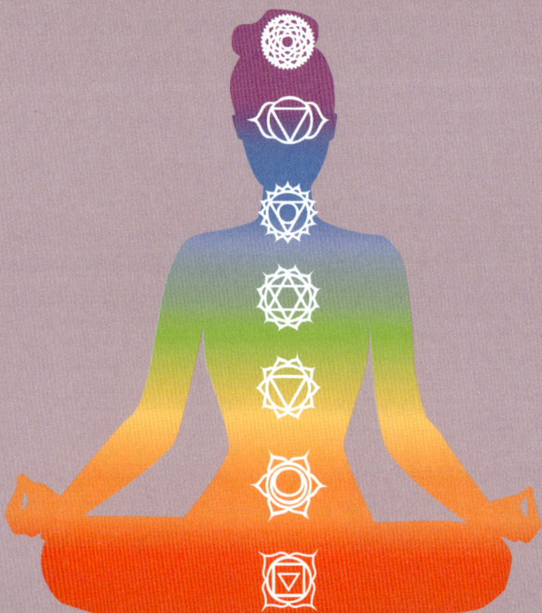

DIE CHAKRAS

Sieben magische Energiezentren
in deinem Körper

WAS SIND DIE CHAKRAS?

Wahrscheinlich hast du den Begriff »Chakra« schon einmal gehört, denn die Chakras haben in den letzten Jahren an Popularität zugelegt. Die Chakralehre wird als ganzheitliches Heilsystem immer bekannter, interessanter und beliebter. Vielleicht auch, weil diese Energiezentren etwas Geheimnisvolles, nicht Greifbares umweht. Nähern wir uns ihnen an: Chakra bedeutet im Sanskrit »Rad«, ist also etwas, das sich bewegt, dreht, kreist, voller Energie steckt. Ein Chakra ist ein Energiezentrum, ein sich wie ein Rad drehender Energiewirbel, der eine Brücke zwischen unserem grobstofflichen physischen und dem feinstofflichen spirituellen Körper schlägt.

DIE URSPRÜNGE

Jedem Chakra sind bestimmte Körper- und Lebensbereiche zugeordnet, ihre Energie wirkt sich auf unsere physische und auf die mentale Gesundheit aus, auf Zell- und Organgesundheit, Stoffwechselvorgänge, Hormonhaushalt, Schlaf- und Wachrhythmus, ebenso auf Gefühle und Gedanken. So beeinflussen die Chakras und alle Energieleitbahnen, die von ihnen ausgehen, dein Leben, deine Präsenz, deine Gesundheit und alle lebenswichtigen Vorgänge in deinem Körper. Die Chakras stehen darüber hinaus in Beziehung zu unseren Sinnen, und es werden ihnen Farben, Tiere und Töne zugeordnet. Chakras können durch Bewegung wie beim Yoga (Asana), durch bewusste Atmung (Pranayama), Meditation oder auch über bestimmte Klangwellen, Rhythmen und mentales Gewahrsein aktiviert werden. Auch wenn wir die Chakras nicht messen oder fotografieren können, so können wir unsere Wahrnehmung dafür schärfen und lernen, ihr zu vertrauen!

Das Sieben-Chakra-Modell wurde Anfang des 20. Jahrhunderts durch Arthur Avalon mit seinem Buch *The Serpent Power* (Die Schlangenkraft) bekannt. Seinen Ursprung hat dieses Modell allerdings schon vor rund 4000 Jahren. In den altindischen hinduistischen Texten (Veden, Upanishaden, Yogasutra des Patanjali), der tantrischen Yogalehre sowie dem Yoga Sutra von Patanjali werden die Chakras bereits erwähnt. In anderen Texten und Übersetzungen ist von drei, neun, zehn oder gar tausend Energiezentren die Rede. Ich halte mich an das Modell der sieben Chakras, damit sind wir für den Einstieg mit der am weitesten verbreiteten Methode am besten aufgehoben.

GEHEIMNISVOLLE ENERGIEZENTREN

Wir finden die Chakras entlang unserer Wirbelsäule an unserem Hauptenergiekanal (Sanskrit: *sushumna nadi*), später mehr dazu (siehe Seite 21). Die Chakras werden laut der indischen Gesundheitslehre des Ayurveda vom Universum gespeist, und ihre Energie, deine persönliche Kraft, entsteht aus all den Momenten und Begegnungen in deinem Leben. Die Energiezentren strahlen von deinem Körper in alle Richtungen aus, nach hinten, nach vorne, nach oben, nach unten. Sie tragen den Wunsch in sich, den Raum von innen nach außen zu durchdringen.

Für mich sind und bleiben die Chakras magische und geheimnisvolle Bereiche. Ihre – zumindest für unser physisches Auge unsichtbare – Kraft kann dich aus dem tiefsten Tal in deinem Leben herausheben, sie kann dich besänftigen, falls du abhebst und überheblich wirst. Um die Energie der Chakras nutzen zu können, sind jedoch Wissen, ein wenig Einfühlungsvermögen und Neugierde nötig. Ich weiß, dass du das mitbringst, sonst hättest du nicht bis hierhin gelesen!
Chakras sind also nicht direkt greifbar wie etwa ein Knochen oder die Haut, nicht spürbar wie dein Herzschlag oder dirigierbar wie deine Finger, wenn sie ein Glas Wasser oder eine Erdbeere greifen sollen. Ein Chakra kannst du nicht anfassen, es braucht eine andere Herangehensweise, etwas Feineres, Zarteres, ein weiches Lächeln von dir, dein Empfinden (am besten mit geschlossenen Augen), damit du einen genussvollen Zugang zu deiner inneren Schwingung entdecken kannst. Aber auch wenn du nicht die ganze Zeit mit geschlossenen Augen in dich hineinlauschst, um die Schwingung zu spüren und zu erhöhen, beeinflussen die Chakras deine Gesundheit und dein Wohlbefinden in jedem Moment.

Energetische Wesen in einem materiellen Körper

Wir wissen, dass Emotionen von unserem Körper nicht zu trennen sind. Sind wir traurig, zeigen das unser Gesicht und unser Körper, wir lassen im wahrsten Sinne des Wortes die Schultern hängen, die Stimme klingt dumpfer und rauer. Wenn wir uns dessen bewusst werden, können wir uns aufrichten, tief durchatmen und uns dadurch besser fühlen. Wenn wir glücklich sind, dann öffnen sich unsere Gesichtszüge, unsere Brust weitet sich, und wir fühlen uns leicht wie ein Kolibri. Wir spüren unser Herz klopfen, wenn wir vor Verliebtheit Schmetterlinge im Bauch haben. Wir können das Grobstoffliche (Körper) nicht vom Feinstofflichen (Gefühle und Gedanken) trennen. Wir dürfen diesen Zusammenhang wiederfinden und empfinden, was das Ziel des Yoga ist.
Nichts geht ohne Energie; weder ein Gefühl, ein Empfinden, eine Erinnerung noch ein intuitives Erleben oder Entscheiden in den so vielen Momenten deines Daseins wäre ohne Energie möglich. Ich möchte dich daran erinnern, dass du beides bist: Ein unglaublicher Körper, der Millionen von automatisierten unbewussten Vorgängen in Bruchteilen von Sekunden ausführt, damit du hier sein und handeln kannst, und gleichzeitig bist du schwingende Energie. Eine Energie, die nur darauf wartet, dass du losgehst, dich wahrnimmst, vor Glück und Gesundheit nur so leuchtest, dass du die Kraft deines freudvollen Herzens nie vergisst und dein Wirken die Welt erhellt.

Wir gehen nun auf eine Reise – Energiezentren, Körperbereiche, Organe, alles steht miteinander in Verbindung. Tauche mit ein in deinen Körper, in deine zunächst greifbaren und für dich logischen körperlichen Abläufe und Gegebenheiten; schaffe Raum, erlebe Energie und setz dann diese Energie frei, um ganzheitlich zu gesunden und dich in Leichtigkeit und Lebensfreude zu wissen. Ich gebe dir Möglichkeiten und Tools an die Hand, mit denen du ganz einfach deinen strahlenden und vitalen Körper entdeckst. Er hat eine Seele an seiner Seite, die ihn beflügelt, damit du dein Leben mit all seinen Facetten genussvoll und mit allen Sinnen leben kannst. Stell dir vor: Körper, Geist und Seele sitzen Hand in Hand um ein wärmendes und loderndes Lagerfeuer. Und alles ist gut.

Eine immer verfügbare Energiequelle

Wir finden Chakras, diese magischen Energiewirbel unseres Körpers, meist dort, wo auch wichtige Drüsen oder Organe wie etwa die Schilddrüse, das Herz oder auch der Solarplexus platziert sind. Du kannst sie genau in diesem Moment beeinflussen, in dem du diesen Satz liest – einfach, wenn du nur lächelst. Deine Chakras werden von allen Visionen deiner Vorfahren beeinflusst und selbstverständlich auch von all deinen Wünschen und Vorstellungen. Jede Zelle deines Körpers wird von ihrer Energie gespeist und geflutet. Wir können Energie zu jedem Chakra hinfließen und auch von dort abfließen lassen. Das ist nicht schwer. Hast du einmal mithilfe der hier vorgestellten Übungen den Zugang gefunden, wird es dir in jeder Situation möglich sein, mit deinen Chakras in Verbindung zu treten. Energie kann dir genommen werden und verloren gehen, du kannst aber auch Energie geschenkt bekommen und aufnehmen. Du kannst Ungleichgewichte auflösen und Schatten beseitigen zur Regeneration und Vitalisierung, sodass dich Wellen des Wohlgefühls durchströmen und zum Strahlen bringen.
In diesem Buch stelle ich dir die sieben Hauptenergiezentren mit ihren Verbindungen zu den Elementen, unseren Sinnen, ihren Lebensthemen vor und vor allem: ihren Zusammenhang mit deinen Organen, diesen Wunderwerken, die dich atmen lassen, dich entgiften, versorgen und die es verdienen, nicht länger ignoriert zu werden. Los geht's!

DIE CHAKRAS IM ÜBERBLICK

Jedes Chakra steckt voller Magie und steht in Verbindung mit deinen alltäglichen Tätigkeiten und Handlungen. Energie ist überall und beeinflusst dich fortwährend: Ein Apfel aus dem Garten deines Nachbarn oder von deinem Baum leuchtet energetisch praller als jener Apfel, der eine Tausende Kilometer lange Überseereise hinter sich hat. Jeder Ort, den du besuchst, jede warme Steinmauer, an die du dich gelehnt hast, hinterlässt eine Spur in dir, und jedes Gespräch, das du führst – auch wenn es nur ein kleines »Hallo« ist – bleibt für immer in deiner Aura (siehe Seite 175) gespeichert. Es lohnt sich, dieses Wissen in dein Leben, in deinen Alltag, in deine Begegnungen zu integrieren, und du wirst eine großartige energetische Veränderung und neue

Lebensenergie in dir und anderen entdecken. Freu dich darauf. Da alles auf unserer Erde und im ganzen Universum Energie ist, kommunizieren wir ständig mit allen Energien um uns herum.

Im Folgenden findest du die Sanskrit-Namen der sieben Chakras, ihre deutsche Bezeichnung sowie ihre Lage im Körper (siehe auch die Illustration unten). Beginnend vom untersten Chakra in deinem tiefsten Beckenraum bis hinauf zu deiner Krone haben die Energiezentren wundervolle Namen:

- *Muladhara Chakra,* dein Wurzelzentrum tief im Becken
- *Svadhisthana Chakra,* dein Kreativzentrum unterhalb des Nabels
- *Manipura Chakra,* dein Kraftzentrum unter dem Rippenbogen am Solarplexus
- *Anahata Chakra,* dein Herzzentrum im Herzraum
- *Vishuddha Chakra,* dein Wahrheitszentrum im Kehlraum
- *Ajna Chakra,* das Zentrum deiner Intuition hinter der Stirn
- *Sahasrara Chakra,* dein Erleuchtungs- und Erkenntniszentrum über dem Scheitel

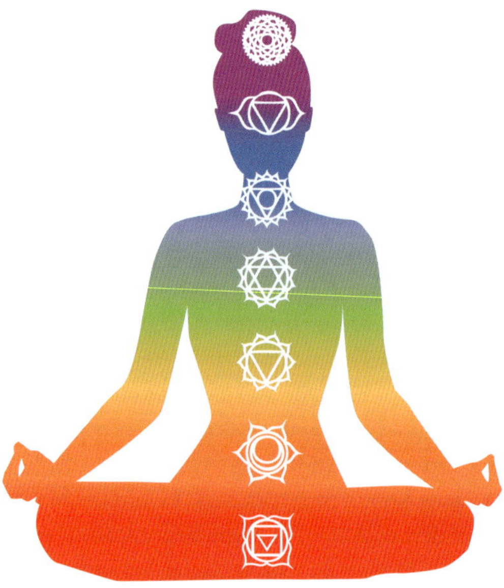

WAS IST CHAKRA-YOGA?

Wie kannst du nun mithilfe von Yoga deine Chakras aktivieren? Lass mich kurz ausholen: Das Sanskritwort *Yoga* stammt aus der Wurzel *yuj* und bedeutet ursprünglich »anjochen«, »zusammenbinden«, »anspannen«, »anschirren«. Spannt man zwei Ochsen gemeinsam unter ein Joch (im Sanskrit *yugam*), so laufen sie in dieselbe Richtung – haben dasselbe Ziel –, ohne aneinanderzustoßen oder sich zu sehr zu reiben. Um im Bild zu bleiben: Yogaübungen versetzen uns in die Lage, unsere körperliche und seelisch-geistige Ebene miteinander zu verbinden, zu fühlen, zu empfinden, Engstellen aufzuspüren und sie zu eliminieren, um unser Leben freier und leichter gestalten zu können. Mit einem Körper, der gesund ist, und einem Geist, der Klarheit der Verwirrung vorzieht. Plus einer Seele, die aufatmet, weil sie gern mit uns ist. Ganz ohne Schatten, Blockaden, Störungen oder Hindernisse. Das ist doch unser aller Wunsch: Locker und leicht darf der Weg sein.

Die meisten Menschen üben klassisches »körperliches« Yoga, um ihren Körper flexibler werden zu lassen, Rückenschmerzen vorzubeugen oder sie loszuwerden, vielleicht Gewicht zu verlieren oder sich in ihrer *Kula* (»Gemeinschaft«) mit Gleichgesinnten zu treffen. Die eigentliche Idee hinter Yoga ist allerdings viel breiter gefächert: Yoga möchte motivieren, im Miteinander freudvoll und wertschätzend seine Bestimmung zu finden. Dazu gehört, auch die eigene Seele miteinzubeziehen. So viele Menschen vergessen ihre eigene Seele mit all ihren Bedürfnissen, während sie stets für andere da sind. Das ist ehrenhaft, aber sich selbst zu vergessen, schadet auf Dauer. Auch das dürfen wir im Yoga wieder lernen.

Energetischer Fokus

Chakra-Yoga geht noch einen Schritt weiter und stellt unser energetisches Dasein in den Mittelpunkt. Wir konzentrieren uns hier auf ganze Energiebereiche des Körpers, anstatt nur auf den Muskel, der das Bein bewegt. Mithilfe gezielter Aufmerksamkeit, Atemlenkung und bewussten Spürens energetisieren wir unsere Chakras. Die Wiederholung bestimmter Bewegungen, der Asanas, sorgt für eine gesteigerte Durchblutung bestimmter Körperstellen. Durch die so gewonnene Wärme entsteht Energie, die wir nutzen, um unsere Chakras zu aktivieren. So können wir beidem wohltun, unserem physischen und unserem energetischen Körper. Yogaübungen können uns schon helfen, spirituelles Verständnis zu erlangen und in unser Leben zu integrieren. Asanas mit Fokus auf unsere Energiezentren lassen die Praxis aber noch tiefer gehen und uns eine ganz neue Erfahrung machen. Chakra-Yoga hat also zum Ziel, deinen Energiefluss zu verbessern, damit du dich ausgeglichener und lebendiger fühlst.

Yoga schenkt uns Übungen für den Körper und Übungen für den Geist. Die Praxis hat mir zum Beispiel Zugang zu meiner natürlichen Atmung geschenkt. Ich bin mir nicht sicher, ob ich ihn verloren hatte, aber seit ich Yoga übe, nehme ich meinen Atem viel intensiver und bewusster wahr. So spüre ich sehr genau, in welcher Stimmung ich bin, und kann sie und meine Emotionen entsprechend beeinflussen und verändern, etwa wenn ich vor einem Meeting nervös bin oder gleich auf die Bühne darf.

Reinigung für Körper, Geist und Seele

Yogaübungen bewegen deinen Körper in alle Himmelsrichtungen, sie dehnen, kräftigen, entspannen deine Muskulatur, dein Fasziengewebe, deine Gelenke und schaffen einen Ausgleich zum hektischen Alltag. Die hier vorgestellten Übungen bewegen deine Energien ebenfalls durch dich hindurch in alle Richtungen, dehnen und kräftigen genauso deinen Körper, aber auf subtilere Weise.

Körper- und Energieübungen wirken zusammen, beide reinigen in Verbindung mit Atempraxis und Meditation deinen Geist und bringen Gleichmut in die unterschiedlichsten Alltagssituationen. Sie bringen uns bei, Freude und Leid durch uns hindurchfließen zu lassen, ohne unseren Seelenfrieden zu stören. Meditation erlaubt uns, zu beobachten, was unseren Geist gerade beschäftigt.

DIE HAUPTNADIS SUSHUMNA, IDA UND PINGALA – ENERGIEKANÄLE ZU DEN CHAKRAS

Im Yoga wird der menschliche Körper nicht nur als ein physisches Gebilde betrachtet, sondern als ein komplexes Energiesystem, das weit über das Materielle hinausgeht. Alle feinstofflichen Energiebahnen (*Nadis*), die den Körper durchziehen, sind vergleichbar mit einem Netzwerk, das die Lebensenergie (*prana*) zu den verschiedenen Teilen des Körpers transportiert. Von diesen Nadis sind besonders drei von essenzieller Bedeutung: Sushumna, Ida und Pingala. Diese drei Hauptnadis sind die wichtigsten Energieströme in unserem Körper und eng mit den Chakras verbunden. Sie sind verantwortlich für das Gleichgewicht von Körper, Geist und Seele und spielen eine zentrale Rolle im Erwachen der sogenannten Kundalini, der schlafenden Lebensenergie, die in unserem ersten Zentrum ruhen soll und nur darauf wartet, endlich wiedererweckt zu werden. Die Aktivierung deiner sieben Chakras – deiner Hauptenergiezentren – sowie das harmonische Zusammenspiel von Ida und Pingala sind von entscheidender Bedeutung für das Erwachen der Kundalini-Energie.

Sushumna Nadi ist der zentrale Energiekanal im menschlichen Körper. Er verläuft entlang unserer Wirbelsäule und wird auch liebevoll *Maha Danda* (»Spazierstock Gottes«) genannt. Er beginnt an unserer Basis, unserem Wurzelchakra (Muladhara Chakra), und endet an unserer Krone (Sahasrara Chakra). In der Yogatradition wird Sushumna als die wichtigste aller Nadis betrachtet, da sie der Kanal ist, durch den die Energie aufsteigen muss, um alle Chakras zu durchdringen und das höchste Bewusstsein zu erreichen. Die Aktivierung von Sushumna steht im Zentrum der Yogapraxis. Nur wenn Ida und Pingala im Gleichgewicht sind und Sushumna aktiviert wird, sind wir ausbalanciert und in Harmonie mit uns selbst und der Welt.

Ida Nadi ist einer der beiden polaren Energiekanäle, die die Sushumna flankieren. Ida ist mit deiner linken Körperseite und deiner rechten Gehirnhälfte verbunden und wird oft als »Mondenergie« bezeichnet. Diese Nadi steht für Kühlung, Entspannung, Intuition und die weibliche Energie im Menschen. Sie beginnt am linken Nasenloch und verläuft spiralförmig entlang der Wirbelsäule nach unten, wobei sie sich mit Pingala an den Chakras kreuzt, bevor sie schließlich im Muladhara Chakra endet. Ida Nadi symbolisiert die Ruhe, die innere Reflexion und das passive Prinzip des Lebens. Sie ist eng mit unserer emotionalen und intuitiven Seite verbunden, und immer dann, wenn Ida dominant ist, neigen wir dazu, nach innen zu schauen, zu träumen und uns mit unseren inneren Gefühlen auseinanderzusetzen. Ein Ungleichgewicht in Ida kann natürlich auch zu Problemen führen. So ist es wichtig, sich auch mit den Kräften von Pingala, unserer männlichen Energie, zu verbinden, Yoga zu üben und sich mit Sonnenkraft aufzuladen.

Pingala Nadi ist der zweite der polaren Energiekanäle und mit unserer rechten Körperseite sowie der linken Gehirnhälfte verbunden. Sie repräsentiert die Sonnenenergie und steht für Aktivität, Wärme, Rationalität und die männliche Energie in uns. Pingala beginnt am rechten Nasenloch und verläuft, ähnlich wie Ida, spiralförmig entlang der Wirbelsäule nach unten, bis sie ebenfalls im Wurzelzentrum endet. Pingala symbolisiert das aktive Prinzip des Lebens – es ist die Energie, die uns antreibt, in der äußeren Welt zu handeln, Ziele zu verfolgen und unseren Willen durchzusetzen. Wenn Pingala dominant ist, fühlen wir uns aktiv, energiegeladen und bereit, die Herausforderungen des Alltags zu meistern. Diese Nadi ist besonders stark während des Tages, wenn die Sonne scheint, und sie ist eng mit der körperlichen Energie und dem Stoffwechsel verbunden. Ein Übermaß an Pingala kann jedoch negative Auswirkungen haben. Zu viel Aktivität kann zu Stress, Unruhe, Hyperaktivität und zu einem Mangel an innerer Balance führen. Menschen mit einer überaktiven Pingala neigen dazu, ständig in Bewegung zu sein, sich nicht entspannen zu können und leiden möglicherweise unter Schlaflosigkeit.

Unsere Chakras sind wie Schnittpunkte der Nadis, und jeder Chakrabereich wird von Ida, Pingala und Sushumna beeinflusst. Diese Vorstellung hilft dir bestimmt, dass du dir immer, wenn du für das eine oder andere Chakra übst, meditierst, manifestierst und dich mit ihm verbindest, sicher sein kannst, dass du es ausgleichen kannst – dass du dein Chakra unterstützen kannst, um in die Kraft zu kommen, oder etwas »vom Gas gehst«, um wieder entspannt in die Spur zu kommen.

UNSERE ORGANE – EIN SYMPHONIEORCHESTER DER SUPERLATIVE

Wahrscheinlich hast du wie ich zum ersten Mal in der Schule von den Organen des menschlichen Körpers gehört. Sicher ist dir auch bewusst, dass die verschiedenen Organe für das Funktionieren unserer körperlichen Vorgänge lebenswichtig sind und wir sie schützen und pflegen sollten. Aber es gibt noch sehr viel, das wir nicht wissen. Eins muss ich jedoch vorausschicken, bevor du dich in den folgenden anatomischen Teil vertiefst: **Dieser Ratgeber ist kein Ersatz für eine eventuell notwendige medizinische Abklärung**, und ich habe weder den Anspruch noch das umfassende Wissen, dich bis ins kleinste medizinische Detail aufzuklären. Solltest du Beschwerden oder Schmerzen im Bereich eines oder mehrerer Organe haben, bitte ich dich, dies mit deiner Hausärztin oder deinem Hausarzt abzuklären.

DAS NETZWERK-ORCHESTER

Stell dir den menschlichen Körper wie ein grandioses Symphonieorchester vor. Jede Zelle, jedes Gewebe und jedes Organ spielt eine einzigartige und unverzichtbare Rolle. Kein Instrument könnte allein das gesamte Musikstück zum Klingen bringen. Ebenso wenig könnte ein einziges Organ sämtliche komplexen Funktionen deines Körpers übernehmen. Erst das harmonische Zusammenspiel all dieser Instrumente ermöglicht das Wunder des Lebens – ein Orchester der Superlative, dessen Klang den Rhythmus unserer Gesundheit bestimmt.

In diesem Orchester gibt es Dirigenten, Solisten und Ensemble-Spieler. Die Dirigenten sind unser Nervensystem und das Hormonsystem, die wie unsichtbare graue Eminenzen im Hintergrund die Abläufe im Körper steuern. Sie koordinieren die Aktivitäten aller Organe und sorgen dafür, dass jedes von ihnen zur rechten Zeit und im richtigen Tempo arbeitet. Das Gehirn als Manager und Zentrum des Nervensystems hat dabei eine Schlüsselrolle inne. Es verarbeitet Informationen, trifft Entscheidungen und sorgt dafür, dass die lebenswichtigen Prozesse aufrechterhalten bleiben. Die Solisten in diesem Orchester sind die inneren Organe wie Herz, Lunge, Leber und Nieren. Jedes dieser Organe hat eine spezielle Funktion, ohne die das Leben nicht möglich wäre. Das Herz zum Beispiel pumpt unermüdlich Blut durch unseren Körper, sodass jede Zelle mit Sauerstoff und Nährstoffen perfekt versorgt bleibt und gleichzeitig Abfallstoffe abtransportiert werden. Die Lunge nimmt über die Atmung Sauerstoff auf und gibt Kohlendioxid ab, um Energie für alle körperlichen Prozesse bereitzustellen. Die Leber wiederum ist unser chemisches Kraftwerk, sie baut Giftstoffe ab, speichert Nährstoffe und produziert lebenswichtige Proteine und Hormone. Die Nieren schließlich regulieren den Wasserhaushalt, filtern Abfallprodukte und steuern den Blutdruck. In den Beschreibungen der Chakras und einzelnen Organe ab Seite 36 findest du noch mehr Details, ich möchte dich hier nicht mit zu vielen Einzelheiten aufhalten. Ich freue mich, dass dich der Organteil überhaupt interessiert und du nicht gleich zu den Asanas weiterblätterst!

EINE FEIN ABGESTIMMTE SYMPHONIE

Die besten Solisten wären allerdings nichts ohne das sie begleitende Ensemble. Die einzelnen Mitglieder des Orchesters arbeiten in fein abgestimmten Netzwerken zusammen: Das Herz könnte seine Arbeit nicht verrichten, wenn die Lunge keinen Sauerstoff liefern würde, und die Lunge könnte nicht richtig funktionieren, wenn das Blut nicht durch das Herz gepumpt würde. Ebenso ist die Leber auf das Blutkreislaufsystem angewiesen, um Nährstoffe und Abfallprodukte zu transportieren, und die Nieren wären ohne die Leber überfordert, da viele Stoffwechselprodukte zuerst in der Leber abgebaut werden.

Ein beeindruckendes Beispiel für dieses Zusammenspiel ist die sogenannte Darm-Hirn-Achse. Lange Zeit glaubte man, das Gehirn sei der alleinige Chef im Körper (gut, manchmal glaubt das Gehirn das immer noch …). Doch inzwischen wissen wir, dass der Darm ein eigenes Nervensystem besitzt – das sogenannte enterische Nervensystem – und in ständigem Dialog mit dem Gehirn steht. Zusammen geht es eben viel besser. Diese Kommunikation beeinflusst nicht nur unsere Verdauung, sondern auch unsere Stimmung und unser Wohlbefinden. Ein ausgeglichener Darm trägt zu einem klaren Geist bei, während eine gestörte Darmfunktion zu Müdigkeit und Stimmungsschwankungen führen kann.

Und dann ist da noch unser Hormonsystem; es spielt in diesem Orchester eine entscheidende Rolle, und dieses Thema ist aktueller denn je. Überall ploppen Hormon- und Wechseljahres-Yogaklassen auf. Sie sind für Männer und Frauen gedacht, werden aber bekanntermaßen in erster Linie von Frauen besucht. Schade. Das Hormonsystem organisiert die Botenstoffe, diese Messenger senden wiederum Informationen und Signale an die verschiedenen Organe und beeinflussen so deren Aktivität. Die Schilddrüse sorgt beispielsweise dafür, dass unser Energiestoffwechsel richtig funktioniert. Die Bauchspeicheldrüse reguliert den Blutzuckerspiegel, indem sie Insulin bildet, und die Nebennieren reagieren auf Stresssituationen, indem sie Adrenalin und Cortisol produzieren, die den Körper in Alarmbereitschaft versetzen.

Im Einklang

Wenn dieses Zusammenspiel der Organe reibungslos funktioniert, erleben wir Wohlbefinden, Gesundheit und Energie. Sobald jedoch eine Disharmonie auftritt – sei es durch Krankheit, Stress oder ungesunde Lebensgewohnheiten –, geraten die fein aufeinander abgestimmten Abläufe aus dem Takt. Dadurch kann ein Organ überlastet werden und andere Organe in Mitleidenschaft ziehen. Beispielsweise kann ein dauerhaft erhöhter Stresspegel die Verdauung beeinträchtigen, was wiederum das Immunsystem schwächen kann. In solch einem Zustand fehlt dem Orchester die Harmonie, das gesamte System wird anfällig für Störungen.

Yoga und die Chakralehre setzen genau hier an: Indem wir Körper, Geist und Seele in Einklang bringen, unterstützen wir die natürliche Harmonie unseres Organorchesters. Durch bewusste Atmung, gezielte Körperhaltungen und mentale Achtsamkeit tragen wir dazu bei, die Kommunikation zwischen den Organen zu verbessern, Blockaden zu lösen und die Selbstheilungskräfte des Körpers zu aktivieren. So wird das innere Orchester wieder neu aufgestellt und wir erleben Gesundheit in ihrer schönsten Form. Unser Körper ist also das Ergebnis eines faszinierenden Zusammenspiels vieler Einzelteile, die in einer unvergleichlichen Symphonie miteinander arbeiten. Nur wenn alle Instrumente richtig gestimmt sind und die Orchestermitglieder aufeinander hören, entsteht die Harmonie, die uns gesund, ausgeglichen und lebendig sein lässt. Diese Harmonie zu bewahren, sollte unser Ziel sein – sowohl im täglichen Leben als auch auf unserem Yogaweg.

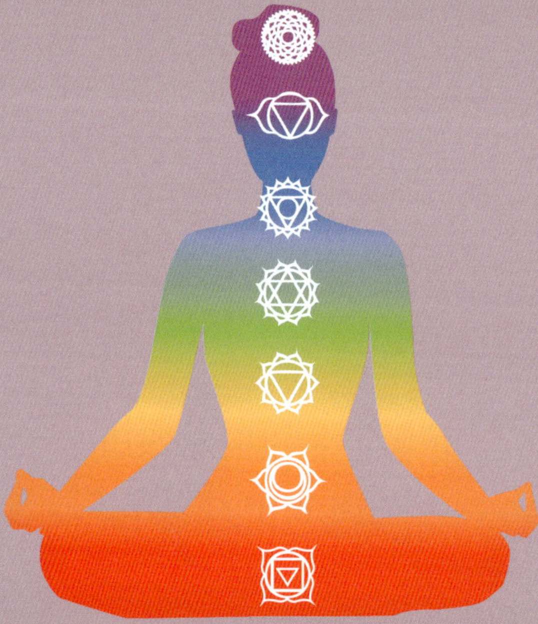

CHAKRA-YOGA

Eine neue Dimension für
die Gesundheit unserer Organe

DIE PRAXIS DES CHAKRA-YOGA

Jetzt verknüpfen wir alles, Yoga, Chakras und die Organe, denn all das steht, wie bereits erwähnt, miteinander in Verbindung. Yoga, die jahrtausendealte Praxis – meine, vielleicht auch deine und die so vieler Menschen –, geht also weit über die bloßen Asanas, die Körperhaltungen, hinaus. Es erreicht uns ganzheitlich und möchte Körper, Geist und Seele in Einklang bringen.
Bei dieser Verbindung spielt die energetische Ebene eine zentrale Rolle. Durch gezielte Yogaübungen können wir nicht nur unsere körperliche Gesundheit verbessern, sondern auch die energetische Balance wiederherstellen, was in einem umfassenden Wohlbefinden mündet. Das ist mein persönliches Ziel für dich und mich, unser Wohlbefinden zurückzuerobern und zu stärken und nicht dir hier die verrückteste Yogaübung vorzustellen, die nur schlangengleiche Zirkusartisten ausführen können.

YOGA ALS ENERGIE-AKTIVATOR

Das harmonische Miteinander unserer Organe wird, wie schon gesagt, vom Nervensystem, vom Hormonsystem und von der Durchblutung gesteuert, aber auch von feinstofflichen Energieflüssen, die durch die Nadis fließen (siehe Seite 21), und die wiederum vom energetischen Zustand der Chakras beeinflusst werden. Wenn diese Energiezentren in Balance sind, funktionieren unsere Organe optimal, und wir erleben Gesundheit und Vitalität. Stress, egal auf welcher Ebene, ungesunde Lebensgewohnheiten oder emotionale Belastungen können diese Harmonie stören und sich auf unseren gesamten Körper auswirken.
Hier setzt nun Yoga an: Die Praxis von Yogaübungen hilft, den Energiefluss zu aktivieren und Blockaden aufzulösen. Jedes Asana wirkt auf bestimmte Körperbereiche und stimuliert die dort liegenden Organe. Zum Beispiel helfen Vorwärtsbeugen, die inneren Organe im Bauchraum zu massieren und die Verdauung zu fördern, während Rückbeugen den Brustkorb öffnen und die Atmung verbessern, wohingegen Drehhaltungen die Durchblutung anregen und die Entgiftung durch

Leber und Nieren unterstützen. Durch die bewusste Kombination von Bewegung und Atmung (*pranayama*) wird die Versorgung der Organe mit Sauerstoff und Nährstoffen erhöht, was zu einer verbesserten Organfunktion führt.

CHAKRAS UND PRANA: UNSER MOTOR UND SEINE ENERGIEQUELLE

Die Chakras spielen in diesem Prozess eine zentrale Rolle. Sie sind eng mit den Hauptorganen des Körpers verbunden. Wenn sie im Gleichgewicht sind, fließt die Lebensenergie ungehindert, und die Organe können effizient arbeiten. Yoga hilft, diesen Energiefluss zu harmonisieren. Indem wir die Asanas bewusst ausführen und unsere Aufmerksamkeit in bestimmte Bereiche lenken, stimulieren wir die Chakras und damit auch die Organe, die mit ihnen verbunden sind. Die energetische Balance zwischen deinen Chakras und deinen Organen unterstützt nicht nur deine physische Gesundheit, sondern fördert auch dein emotionales und geistiges Wohlbefinden. Eine Illustration und eine Übersicht über die Chakras und die ihnen zugeordneten Organe findest du in der vorderen Klappe und auf der Umschlagrückseite dieses Buches.

Durch tiefe, bewusste Atmung wird der Körper mit frischer Energie (*prana*) versorgt. Dies hat direkte Auswirkungen auf die Funktion unserer Organe. Eine gleichmäßige, ruhige Atmung beruhigt das Nervensystem, reduziert Stress und sorgt dafür, dass die Organe in einen Zustand der Entspannung kommen und gleichzeitig effizient arbeiten können. Gleichzeitig wird die Sauerstoffversorgung verbessert, was die Heilung und Regeneration der Organe unterstützt. Immer wenn wir üben, fördern wir die Selbstheilungskräfte unseres Körpers im Ganzen. Diese Praxis ermöglicht es uns, auf sanfte Weise sowohl körperliche als auch energetische Blockaden zu lösen und die Funktion unserer Organe zu optimieren. Und dieser Effekt ist tiefgreifender, als wir es uns in der Theorie vorstellen können: Wir fühlen uns nicht nur körperlich gestärkt und flexibler, sondern auch geistig klarer und emotional ausgeglichener.

Aktivieren und Beruhigen

Durch meine yogatherapeutische Ausbildung habe ich den Zugang zu den Chakren, den ihnen zugeordneten Organen und ihren inspirierenden Eigenschaften gefunden. Daraus sind die Übungen in diesem Buch entstanden. Egal, ob zum Beispiel dein erstes Chakra nur träge schwingt und du dich unsicher fühlst, oder es im Gegenteil vibriert und du auf Hochtouren Materielles ansammelst: Die jeweiligen Chakra-Übungen im praktischen Teil gleichen in beide Richtungen aus – sie liefern dir genau das, was du gerade brauchst.

Ungleichgewichte in unserem grobstofflichen und feinstofflichen Körper treten auf, wenn wir zu viel Stress haben oder wenn wir unterfordert sind und unsere Gaben nicht leben und nutzen. Aber auch, wenn wir uns zu viel zumuten, zu viel essen, zu viel Zucker oder Alkohol zu uns nehmen, wenn wir zu allem Ja sagen, obwohl wir das nicht wirklich wollen, oder wenn wir verstockt immer nur Nein sagen. Dann kann ein Chakra schon mal überdrehen – oder eben einschlafen ... Balance ist das Zauberwort, wie in allen Bereichen unseres Lebens.

Mein Tipp: Lies diesen Ratgeber einmal von vorn bis hinten, dabei wirst du dich bestimmt im einen oder anderen Fall angesprochen fühlen. Mach dir eine Notiz oder klebe ein Post-it Zettelchen an diese Seite und nimm dir das betreffende Chakra vor. Schau, was entstehen darf. Bleibe neugierig.

WIE DU AM BESTEN ÜBST UND WAS DU DAFÜR BRAUCHST

Für jedes Chakra gibt es Asanas, auf die es am schnellsten und effektivsten anspringt, die wichtigsten findest du in diesem Buch. Dabei kannst du dich an deinem eigenen Empfinden orientieren: Du kannst dir entweder eine bestimmte Chakra-Übung aussuchen, oder auch sämtliche Übungen für alle sieben Chakren machen. Geh nach deinem Gefühl, nimm dir Zeit und nutze sie sinnvoll. Vielleicht ist es manchmal besser, lieber nur zwei oder drei Übungen auszuführen, diese dafür mit mehr Achtsamkeit und Engagement.

Deine Chakra-Yoga-Insel

Richte dir, sofern es möglich ist, in deinem Zuhause eine Yogaecke ein, in die du dich zurückziehen kannst. Du kannst früh morgens üben oder am Abend, oder auch dazwischen, wenn du Zeit für dich brauchst. Eine fixe Uhrzeit hilft dir dabei, ein Ritual aus deiner Yogapraxis zu machen. Übrigens: Am frühen Morgen sind unsere Organe am »saubersten«, denn jede Nacht durchlaufen sie inklusive der Haut einen Selbstreinigungsprozess. Sie regenerieren, reinigen sich und erzeugen neue Energie für sich selbst und somit für unser Wohlbefinden. Laut der Traditionellen Chinesischen Medizin (TCM) werden den Organen bestimmte Zeiten für Arbeits- und Ruhephasen zugeordnet. Die Leber entgiftet zum Beispiel in der Nacht zwischen ein und drei Uhr auf Hochtouren, um körperfremde oder unbrauchbare Stoffe und Gifte abzubauen. Wenn wir am Morgen aufwachen, tief atmen, uns strecken, dehnen, gähnen und ein paar Minuten Yoga üben, fühlt sich der Körper gleich noch viel leichter an. Außerdem haben wir zu dieser Zeit noch keine feste Nahrung zu uns genommen und somit einen leeren Magen; die Übungen lassen sich so viel einfacher durchführen. Dein Körper kann sich ganz auf die wohltuenden Bewegungen konzentrieren, durch die die Organe liebevoll massiert, durchblutet und bei ihrer Arbeit unterstützt werden. Versuche doch einmal, eine Woche lang 15 Minuten früher aufzustehen und übe jeden Tag die Asanas für ein bestimmtes Chakra. Am besten beginnst du beim ersten Chakra – reflektiere, wie gut dir die Praxis getan hat.

Oder du wählst für eine ganze Woche ein bestimmtes Chakra aus und lässt dich auf dessen Themen, Farben und Aspekte ein. Du findest bei jedem Chakra den assoziierten Sinn, ein Tiersymbol, empfohlene Nahrungsmittel, ätherische Öle, Edelsteine und vieles mehr. Mit diesen Aspekten kannst du ebenfalls arbeiten, beispielsweise den Edelstein zur Stärkung des jeweiligen Chakras in der Tasche tragen, deine Lebensmittel nach der Chakrafarbe auswählen, das zum Chakra gehörende Tier entdecken (es wird dir in irgendeiner Form begegnen, wenn du darauf achtest). Achtung, Suchtgefahr! In der hinteren Umschlagseite findest du eine systematische Auflistung der Chakras mit allen Aspekten, sodass du nicht hin und her blättern musst. Führe die Übungen aus und mach dir Notizen dazu. Es wäre großartig, wenn du mir dann von deinen Erfahrungen berichten würdest (siehe meine E-Mail-Adresse im Anhang auf Seite 175)!

Equipment und Ort

Du brauchst eine Yogamatte und bequeme Kleidung, gern eine Decke und wenn du möchtest, ein Meditationskissen. Bitte lüfte vor dem Üben das Zimmer gründlich, zünde eine Kerze an und informiere eventuelle Mitbewohner, dass du ein paar Minuten für dich in Ruhe haben möchtest. Stimme dich bewusst darauf ein, Yoga zu üben oder zur Inspiration ein bisschen in meinem Buch zu lesen und dabei bewusst zu atmen.

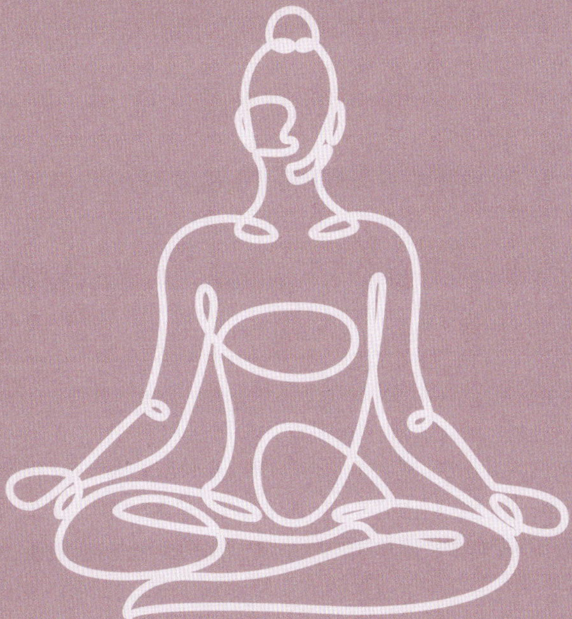

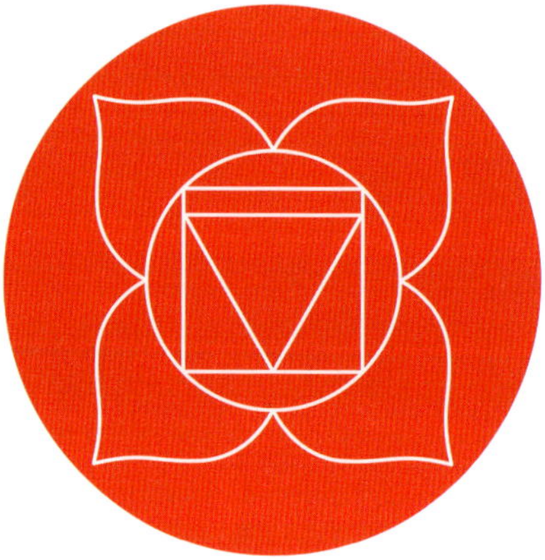

DAS ERSTE CHAKRA

MULADHARA CHAKRA

Dein erstes Chakra ist dein stabiles Fundament, der Energiebereich, der dir Halt im Leben und Vertrauen gibt und auf den du dich verlassen kannst. Mit dem Sitz im Beckenboden und der Zuständigkeit für unsere Beine und Füße, der direkten Verbindung zur Erde, stehst du darauf sicher. Aus der Basis entfaltet sich alles. In ihr ruht unser ganzes Wesen. Wie auch der größte Baum schon im kleinsten Samen steckt, aus dem er wächst.

DIE VERBINDUNG ZUR PHYSISCHEN WELT

Alle Themen von Verwurzelung, Herkunft und (Ur-)Familie, über Zugehörigkeit bis hin zu Stabilität und Sicherheit im Leben sind im ersten Chakra zu Hause und dürfen hier gedeihen. Halte deine Energie oben, indem du sie vertrauensvoll aus dem Boden unserer Mutter Erde ziehst, und lenke die Kraft durch dich hindurch in Richtung Himmel. Dann kann nichts schiefgehen. Mit seinem Sitz im Beckenboden und der Zuordnung zu Füßen und Beinen schenkt uns das erste Chakra eine zuverlässige Möglichkeit der Erdung. Wenn wir stehen, dann sind es unsere Fußsohlen, die uns auf der Erde halten und tragen. Deshalb müssen wir auch wissen, dass Muladhara ebenso in unseren Füßen zu Hause ist, zumal zwei dicke Nervenstränge durch die Beine zum Beckenboden und auch zwei Energieströme zum Perineum (dem Damm zwischen After und den äußeren Geschlechtsorganen) laufen. Daran sollten wir uns mit unserer ganzen Bewusstheit erinnern. Verwurzele dich, vertraue auf das Leben, es meint es gut mit dir.

Unser Wurzelzentrum ist die Verbindung unseres physischen Körpers mit der physischen Welt und dadurch mit allen Energien der Erde. Das Muladhara Chakra bestimmt unsere Beziehung zur materiellen Ebene des Lebens. Es bildet die Basis für unser Dasein und unsere Evolution als Seele im Körper. Ohne ein geheiltes erstes Chakra ist spirituelle Entwicklung nicht möglich. Erst wenn wir uns auf Wachstum einlassen, können wir lernen, dem Leben angstfrei zu begegnen, mit dem Fluss des Lebens fließen und Erfahrungen sammeln.

Sinn

Dem Muladhara Chakra sind der Geruchssinn und unsere Nase als sogenanntes Handlungsorgan zugeordnet. Das Handlungsorgan ist der Bereich des Körpers, über den der Sinn erfahren wird. Erinnerungen sind sehr stark mit dem Geruchssinn verknüpft. Es lohnt sich, Gerüche bewusst wahrzunehmen. Fällt dir beispielsweise ein Duft ein, den du aus deiner Kindheit kennst? Für mich ist das eindeutig der Duft von frischen Krapfen. Ich muss sofort lächeln und fühle mich in die Küche meiner Großeltern versetzt – auf einer Wäscheleine hängen die Nudeln für die Suppe und die ausgezogenen Krapfen schwimmen in einem Topf voll flüssigem heißem Fett. »Ist schon wieder Kirchweih?«, frage ich mich unwillkürlich …

Element und Farbe

Das erste Chakra ist, wie schon zu Beginn angedeutet, dem Element Erde zugeordnet. Außerdem wird es mit der Farbe Rot assoziiert. So kannst du es stimulieren, indem du dich mit dieser Farbe, auch in verschiedenen Nuancen, verbindest. Ob es dir bewusst ist oder nicht, sobald dein Auge etwas Rotes sieht, springt das erste Chakra an. Rot ist die Farbe, die uns innehalten lässt. Ein rotes Stoppschild, eine rote Ampel sorgen dafür, dass wir anhalten oder stehen bleiben, bevor wir weiterfahren oder -gehen. Rot wird oft mit Gefahr in Verbindung gebracht, aber es dient auch unserem Schutz. Rot schenkt Erdung, Halt und Vertrauen. Rot vermittelt dir Sicherheit und Stabilität.

Nahrungsmittel

Jedem Chakra sind Nahrungsmittel zugeordnet, die auch die Eigenschaften des jeweiligen Energiezentrums enthalten. Im ersten Chakra sind es Nahrungsmittel, die direkt mit der Erde in Verbindung stehen, die in ihr gewachsen sind, wie Kartoffeln, oder alle Wurzelgemüse wie Karotten, Rote Bete oder Kohlrabi. Darüber hinaus gehören stärkende und Festigkeit vermittelnde Proteine wie Soja, Hülsenfrüchte und Getreide dazu. Das bedeutet, dass immer, wenn du diese Nahrungsmittel zu dir nimmst, dein erstes Chakra mit all seinen Themen positiv beeinflusst wird.

Körperliche Entsprechung

Die körperliche Entsprechung für das erste Chakra sind Knochen, Skelett und Zähne, sozusagen alles Feste in unserem Körper. Darüber hinaus sind Beine und Füße diesem Energiezentrum zugeordnet. Wenn du dein erstes Chakra stärkst, übst du, fest im Leben zu stehen, dich zu erden, zu verwurzeln und Vertrauen ins Leben aufzubauen.

Bija-Mantra

Jedem Chakra ist eine heilige Silbe zugeordnet, ein sogenanntes Bija (außer dem siebten Chakra, hier wird die Stille wahrgenommen). *Bija* bedeutet »Same« oder »Keim«, und diese kurzen Silben haben eine wichtige Bedeutung – das bekannteste Bija ist OM, das dir sicher schon begegnet ist. Bijas eröffnen uns einen praktischen energetischen Zugang zu den Chakras. Ein Bija-Mantra ist außerdem ein Klang, welcher der Schwingungsenergie des jeweiligen Chakras entspricht.

Das Bija des Wurzelchakras ist LAM. Immer dann, wenn wir diese Silbe chanten, also laut oder in Gedanken singen, regen wir die Nadis (die feinsten Energieleitbahnen, siehe Seite 21) an, sodass Energie nicht nach unten verloren geht, sondern nach oben aufsteigen darf. Das regelmäßige Wiederholen des Bija-Mantras schärft wie jede andere Meditationsform unsere Konzentration und hilft, den Fokus zu halten (siehe auch Bija-Meditation im Anhang auf Seite 173).

Menschen mit ausgeglichen schwingendem erstem Chakra ...

... stehen mit beiden Beinen im Leben, sie strahlen eine lebensbejahende Haltung aus. Materieller Mangel sowie Existenzängste sind ihnen fremd. Diese Menschen sind geerdet und haben eine tiefe Verbindung zum Planeten und allen seinen Mitbewohnern. Sie leben aus einem Gefühl von Sicherheit, Stabilität und Vertrauen und geben anderen Halt. Sie fließen gelassen und ruhig im Strom des Lebens, stehen felsenfest im Sturm und haben ein entspanntes Verhältnis zu ihren Urinstinkten, dem Bedürfnis nach Nahrung, Wärme, Schutz, einem Zuhause, Zugehörigkeit und Berufung. Man hat das Gefühl, dass ihnen alles gelingt und sie das Beste aus jeder Situation herausholen, um sich das Leben schön zu machen. Selbst wenn ihnen etwas Schlimmes passiert, sie bedrohlich krank werden oder in eine andere Gefahr geraten, bewahren sie ihre innere Ruhe und gehen in vollem Vertrauen Schritt für Schritt weiter. Sie sehen nicht schwarz, sondern sind immer darauf bedacht, dass man sich in ihrer Nähe wohlfühlt. Menschen mit einem ausgeglichenen ersten Chakra geben anderen Menschen und auch Tieren ein Zuhause bei sich. Sie kümmern sich liebevoll um ihr Nest und sind großherzige Gastgeber. Ihre Grundenergie ist Selbstvertrauen. Ihr Motto ist: Jeder hat das Recht auf Leben. Sie leben in der Haltung: Ich mache das Beste daraus, denn das Jetzt ist der wichtigste Augenblick. Ich verwirkliche meine Visionen und mache heute den ersten Schritt in ihre Richtung.
Kennst du jemanden, der oder die so ist? Findest du dich in dieser Beschreibung wieder?

Menschen mit zu hoch schwingendem erstem Chakra ...

... sind oft starrsinnig und fest davon überzeugt, dass nur ihre Idee des Lebens die richtige ist. Gleichzeitig haben sie, da sie ziemlich viel Materielles anhäufen, große Ängste, morgen alles wieder zu verlieren und häufen deswegen noch mehr an. Es muss nicht unbedingt Geld sein, das sie horten, sie können einen Sammelwahn entwickeln oder Schwierigkeiten haben, sich von alten Erinnerungen zu lösen. Noch ein neues T-Shirt, noch ein anderes Auto, das nächste Dekorationsobjekt. Ein im Prinzip endloser Kreislauf, der aber oberflächlich vermittelt, der betreffende Mensch lebe in und aus der Fülle. Hier kann es auch sein, dass man, um »dazuzugehören«, andere mit Geschenken oder übertriebenen Einladungen für sich einzunehmen versucht.

Menschen mit zu niedrig schwingendem erstem Chakra ...

... sehen oft die Welt im Nebel, denken, jederzeit könnte etwas Schlimmes geschehen, das Leben sei gefährlich oder hart und erbarmungslos. Sie haben ein geringes Selbstwertgefühl und können sich schwer auf Neues einlassen. Sie vertrauen anderen nur wenig und fühlen sich oft einsam, flüchten in Drogen, Alkohol oder Essstörungen. Auch körperlich zeigt sich bei niedrig schwingender Energie in diesem Bereich oft eine generelle Kränklichkeit in Form von Immunschwäche und Energielosigkeit. Skeletterkrankungen, Knochenbrüche, Zahnprobleme und auch Schwierigkeiten im Bereich der Lendenwirbelsäule und im Beckenraum kommen häufig vor.

Psychische Auswirkungen: Überlebensangst, Angst vor Veränderung, Gefühl von fehlender Zugehörigkeit zu einem Stamm, einer Familie.
Physische Auswirkungen: Skelett-, Knochen- und Wirbelsäulenerkrankungen, Energielosigkeit, Immunschwäche, generelle Kränklichkeit, Probleme in Beinen und Füßen, Erkrankungen in der Analregion, an äußeren Geschlechtsorganen und Hämorrhoiden.

ASPEKTE: MULADHARA CHAKRA

Name: Muladhara Chakra, Wurzelzentrum, erstes Energiezentrum

Sitz: Beckenboden, unteres Ende der Wirbelsäule

Farbe: Rot

Element: Erde

Sinn: Geruchssinn

Handlungsorgan: Nase

Körperliche Entsprechung: Knochen, Skelett, Zähne

Zugehöriges »Organ«: Knochen

Nahrungsmittel: Stabilisierende und formgebende eiweißhaltige Lebensmittel, Wurzelgemüse, Karotten, Kartoffeln, Rote Bete etc.

Tiersymbol: Grauer Elefant

Aroma: Nelke, Zimt, Sandelholz

Edelstein: Rubin, roter Jaspis

Lebensthemen: Urvertrauen, Lebenskraft, Lebenswille, Fundament, Verbindung mit der Erde und mit sich selbst, Stabilität, Herkunft, (Ur-)Familie, Sicherheit, Grundbedürfnisse, Beständigkeit, Ruhe, Ausdauer, Gleichgewicht, Realitätssinn, gesunder Menschenverstand

Bija-Mantra: LAM

DAS ERSTE CHAKRA UND SEIN ORGAN: DIE BOTSCHAFT DER KNOCHEN

Unser erstes Chakra beeinflusst unsere Knochen, unsere Zähne und alles, was für Festigkeit und Struktur in unserem Körper sorgt. Die tiefste Schicht unseres physischen Daseins, die uns Halt gibt, worauf wir uns verlassen können und alles, was uns am Leben hält, fürs Leben und Überleben benötigt wird; unser Blut, das in unseren Knochenstrukturen gebildet wird, und das Immunsystem, das unermüdlich für unsere Gesundheit kämpft.

Die Knochen sind zwar kein klassisches inneres Organ, aber dein Skelett dient dir als Halte- und Stützapparat und schützt eben diese lebenswichtigen Organe. Im Knochenmark werden Blutkörperchen gebildet, und unsere Körperbewegungen erfolgen durch das fein abgestimmte Zusammenwirken von Skelett, Muskulatur und Nerven. Ohne unsere Knochen wären wir nur ein recht wabbliger Haufen. Wie schön, dass wir diesen inneren Halt haben, der uns täglich daran erinnern möchte, dass die Stabilität eines Fundaments nicht nur beim Bau eines Wolkenkratzers, sondern auch in uns selbst so wertvoll und wichtig ist.

Im folgenden Kasten findest du eine Zusammenfassung der Facts über die Knochen.

BIO-FACTS: KNOCHEN

- Im Körper gibt es ca. 206 Knochen.
- Länge und Größe variieren je nach Knochenart (der größte Knochen des Körpers ist der Oberschenkelknochen mit ca. 45 cm, der kleinste Knochen ist der Steigbügel im Mittelohr mit nur ca. 3 mm).
- Knochen sind das strukturelle Gerüst des Körpers.
- Das Skelett schützt die Organe.
- Knochen speichern wichtige Mineralien wie Kalzium und Phosphor.

- Im Knochenmark werden Blutzellen produziert, die zur Immunabwehr und zum Sauerstofftransport benötigt werden.
- Die innere Struktur der Knochen sorgt gleichzeitig für Stabilität und Elastizität.

Was können wir tun, um unsere Energie in diesem Bereich in die Kraft zu bringen, sie auszugleichen und wieder zugänglicher zu werden?
Zunächst einmal: Erde dich. Werde dir des Haltes in deinem Leben bewusst. Die folgenden Asanas werden dich dabei unterstützen.

YOGA FÜR DAS MULADHARA-CHAKRA: STABILITÄT UND HALT

Ich habe dir hier Yogaübungen zusammengestellt, die auf dein Wurzelchakra einwirken. Je nachdem, was du gerade brauchst, wird dort Energie aktiviert, wenn zu wenig Vitalität vorhanden ist, oder harmonisiert und ein Energieüberschuss ausgeglichen. Jede Übung dauert zwischen einer und drei Minuten, du kannst sie also jederzeit in deinen Alltag einbauen. Du kannst die folgenden Übungen der Reihe nach ausführen oder auch nur eine Übung nach deinem ersten Gefühl auswählen. Zur Erinnerung: Zum Übungsablauf aller Asanas findest du über den QR-Code im Anhang (siehe Seite 175) vier Videos für die Chakras von 1 bis 4, sowie zu 5, 6 und 7 ein zusammengefasstes Video.

Sufikreise, die erste Übung, sind eine bewegte Meditationsform und ein perfekter Einstieg in deine Yogapraxis. Sie sind sehr einfach durchzuführen und du wirst schnell ihren beruhigenden und zufriedenstellenden Effekt spüren. Wenn du Knieprobleme haben solltest, setz dich auf eine Erhöhung wie einen Block oder an den Rand einer gefalteten Decke oder eines Stuhls. Sollte dir das Sitzen ohne Lehne generell schwerfallen, setz dich gerne auf eine zusammengefaltete Decke oder ein Meditationskissen.

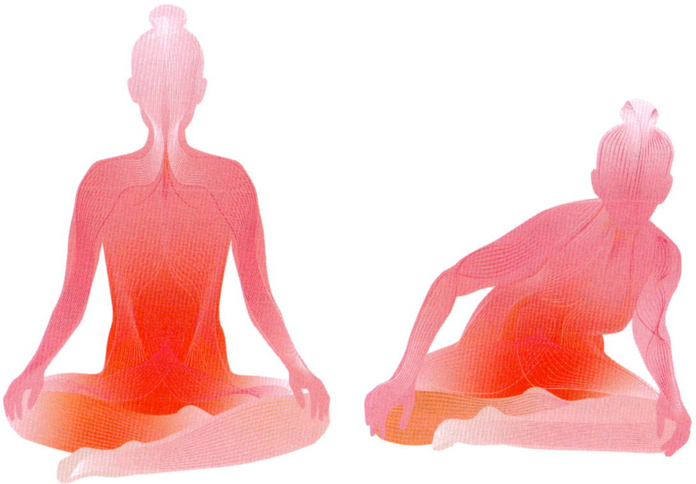

Sufikreise

ÜBUNG

SUFIKREISE: VERBINDE DICH MIT DER ERDE UND SCHÖPFE ENERGIE AUS IHR

- Für den einfachen Sitz, die einfache Haltung – *Siddhasana* – setz dich auf den Boden und streck deine Beine nach vorn aus. Beuge dein linkes Bein, lass das Knie nach außen fallen und schiebe die linke Ferse so nah wie möglich an dein Schambein heran. Anschließend beugst du dein rechtes Bein, das Knie nach außen, und legst die rechte Ferse direkt vor der anderen ab. Natürlich kannst du die Beine auch andersherum kreuzen.
- Lass Sitzbeinhöcker, Hüften und Knie entspannt zum Boden sinken, richte deine Wirbelsäule auf und verlängere dich über die Kopfkrone nach oben. Halte deinen Rücken lang.
- Entspanne deine Schultern und Arme und leg deine Hände mit den Innenflächen nach unten auf deine Knie.
- Schließe deine Augen und verbinde dich mit dieser Haltung, indem du den Boden oder die Sitzfläche unter dir und gleichzeitig die Erdanziehungskraft spürst.
- Nimm wahr, wie die Erde dich hält und trägt.
- Atme tief durch deinen Mund aus und einmal vollständig durch deine Nase ein.

- Beginne deinen Oberkörper im Kreis zu bewegen. Mach es so, wie es sich gut für dich anfühlt, führe kleine Kreisbewegungen oder große, ausladende Kreise aus.
- Stell dir vor, dein Körper tanzt um deine Wirbelsäule herum.
- Lass dich treiben und die Atmung kommen und gehen, wie sie möchte, oder atme eine ganze Runde durch die Nase ein und atme eine ganze Runde durch die Nase aus.
- Stell dir vor, dein Körper ist ein großer Kochlöffel, und du rührst ganz entspannt in einem riesigen Kochtopf.
- Wenn du dich nach hinten bewegst und dein Rücken rund wird, lass dein Kinn zum Brustkorb sinken.
- Wenn du dich nach vorn bewegst und dein Herz nach vorne strebt, heb dein Kinn leicht an.
- Nach etwa zwei bis drei Minuten lass die Bewegung wieder kleiner werden und wechsle die Richtung.
- Komm wieder in der Mitte zur Ruhe und spüre diesen Bewegungen im Sitzen nach, immer noch mit geschlossenen Augen.
- Verbinde dich mit deinem Skelett, spüre seine Stabilität und seine Elastizität.
- Öffne langsam und bewusst deine Augen.

ANATOMISCHE EFFEKTE:

Durch die kreisende Bewegung deines Oberkörpers mobilisierst du die gesamte Wirbelsäule, die Beckenregion, den Brustkorb und die Schultergelenke. Deine Bauch- und Rückenmuskulatur, die an dieser Bewegung beteiligt sind, halten, geben nach, halten, geben nach und wechseln so zwischen einem entspannten und einem kraftvollen Zustand. Alle Organe sowie der Beckenboden werden mit Energie durchflutet. Für Frauen während der Menstruation kann diese Übung eine Erleichterung sein. Dein gesamter Körper wird durch die Sufikreise außerdem aufgewärmt. So hast du einen guten Ausgangspunkt für die weiteren Übungen.

YOGATHERAPEUTISCHE EFFEKTE:

Diese meditative Bewegung bremst dein Gedankenkarussell und wirkt entspannend auf deinen Geist. Die feine Balance, die du während dieser Übung halten musst, vermittelt dir, dass du auf dem richtigen Weg bist und immer wieder deine Mitte finden wirst, egal in welche Richtung du dich bewegst.

ENERGETISCHE EFFEKTE AUF DAS WURZELCHAKRA:
Dein erstes Chakra wird aktiviert und belebt, mit Energie durchflutet. Du nimmst wahr, dass der Boden dich trägt und du gehalten wirst, ohne viel tun zu müssen. So erfährst du Gemütsruhe und gleichzeitig ein Gefühl von Sicherheit, Stärke und Gehaltensein. Wann immer du dich erschöpft fühlst, wende diese Übung an, und sie wird dir helfen, leicht und stabil durch alle Stürme zu gehen.

BLICK AUF KNOCHEN UND SKELETT:
Werde dir bewusst, wie sich deine Knochen und Gelenke über die Muskelzüge bewegen. Nimm wahr, wie flexibel das vermeintlich starre Gerüst der Wirbelsäule durch seine Facettengelenke wird. Spüre, wie Becken, Brustkorb, Schlüsselbeine und Kopf in sanfte Schwingung kommen, deine Knochen und Sehnen sich in den tiefsten Strukturen bewegen. Fühle hinein, wie all diese Teile deines Körpers ineinander übergehen, zu einem Ganzen werden und nichts voneinander getrennt ist.

Der Kamelritt ist eine grundlegende Übung, um dich aufzuwärmen und deine Wirbelsäule zu mobilisieren. Täglich angewandt, beschert sie uns ein langes Leben. Diese Bewegungen empfinde ich als einen sehr guten Einstieg in meine eigene tägliche Yogapraxis. In meinen Yogaklassen ist der Kamelritt eine perfekte Anfangsübung. Er ist einfach auszuführen, und du kannst ihn zum Aufwärmen und zum Ankommen nutzen, um in Verbindung mit dir zu gehen und dich körperlich und mental auf die folgenden Übungen vorzubereiten. Wenn du den Kamelritt praktizierst, wirst du sehr schnell seinen beruhigenden und zufriedenstellenden erdenden Effekt spüren.
Mein Tipp: Immer dann, wenn du zu viel im Kopf bist und deine Gedanken sich überschlagen, verbinde dich mit dem Boden und deinem ersten Energiezentrum. Ein Meditationskissen oder eine zusammengefaltete Decke zwischen den Fersen oder auch eine Decke unter deinem Fußspann erleichtern das Sitzen, falls deine Knie oder Füße empfindlich sind.
Du kannst diese Übung auch auf einem Stuhl oder an der Sofakante sitzend ausführen.

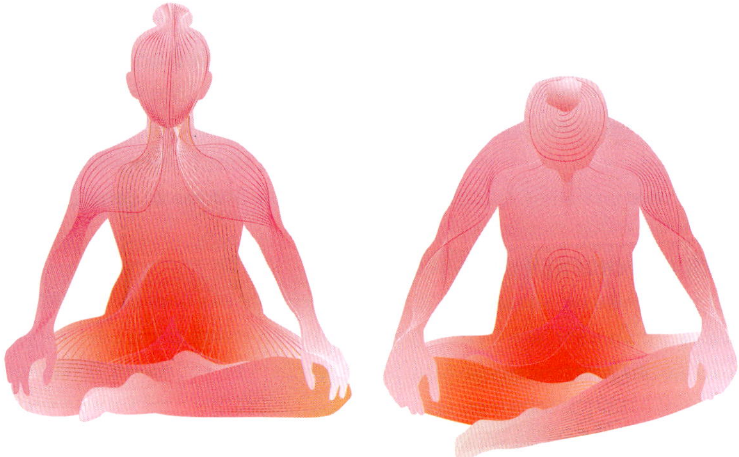

Kamelritt

ÜBUNG

KAMELRITT: BEFREIE DICH VON ALLEN UNSICHERHEITEN

- Setz dich im Schneider- oder Fersensitz auf den Boden und leg die Handinnenflächen auf die Oberschenkel. Für den Fersensitz – *Vajrasana* – setz dich auf deine Fersen und richte deine Knie und Füße parallel nebeneinander aus. Gesäß und Sitzbeinknochen liegen direkt auf den Fersen auf und sinken nach unten.
- Verlängere dich mit deiner Kopfkrone Richtung Himmel und bleib gleichzeitig verbunden mit der Basis deines Sitzes. Entspanne Bauch, Schultern, Arme und Hände sowie den Kiefer.
- Verbinde dich mit deiner ganzen Aufmerksamkeit mit deinem Beckenraum, schick ein paar bewusste Atemzüge dorthin.
- Lenk deine Gedanken auf deine Wirbelsäule und sei dir ihrer Länge bewusst.
- Atme tief durch die Nase ein und lang aus und komm langsam und voller Achtsamkeit in Bewegung: Mit deiner Einatmung bewege deinen Herzraum, dein Brustbein und dein Kinn nach vorn oben, und mit der Ausatmung runde deinen Rücken und lass deinen Kopf Richtung Brustkorb sinken.
- Wiederhole diese Übung für zwei bis drei Minuten in einem weichen Atemrhythmus.

- Spüre für einen Moment mit geschlossenen Augen in deinen tiefen Beckenraum und in deine Wirbelsäule nach.
- Öffne die Augen langsam und komm wieder im Raum an.
- Anschließend streck die Beine nach vorn aus und klopfe sie mit deinen flachen Händen freundlich ab, so kannst du angestaute Energie abfließen lassen.

ANATOMISCHE EFFEKTE:
Durch die fließende Bewegung des Oberkörpers mobilisierst du die gesamte Wirbelsäule, die Beckenregion sowie den Brustkorb und die Schultergelenke. Die Bauch- und Rückenmuskulatur, die relevant beteiligt sind, wechseln zwischen Halten und Nachgeben, dadurch entsteht ein ausgeglichen entspannter wie kraftvoller Zustand. Alle Organe sowie dein Beckenboden werden mit Energie durchflutet. Für Frauen während der Menstruation kann diese Übung eine Erleichterung sein. Dein gesamter Körper wird aufgewärmt. So hast du einen guten Ausgangspunkt für deine weiteren Übungen.

YOGATHERAPEUTISCHE EFFEKTE:
Diese meditative, fast schaukelnde Bewegung lässt dein Gedankenkarussell langsamer werden und wirkt sehr entspannend auf deinen Geist. Der Weg nach vorn, von deinem Herzen ausgehend, und der bewusste, bescheidene Rückzug nach hinten, ins Unendliche nachgebend, vermitteln dir, dass es sich lohnt, loszugehen und die Kraft aus der Erfahrung der Vergangenheit zu nutzen, um neu durchzustarten.

ENERGETISCHE EFFEKTE AUF DAS WURZELCHAKRA:
Ebenso wie bei den Sufikreisen (siehe Seite 43) wird dir diese Übung bei Erschöpfung und Stress helfen, dich stabiler und leichter zu fühlen. Atme tief ein und aus und lass dich von deiner Atmung in ein vertrautes Heimatgefühl tragen.

BLICK AUF KNOCHEN UND SKELETT:
Wie bei den Sufikreisen (siehe Seite 43) werde dir der Teile deines Skeletts und der Muskulatur bewusst, die an den Bewegungen des Kamelritts beteiligt sind: Knochen, Gelenke, Sehnen, Muskeln, die sich über die Knochen bewegen. Denk dich in die tiefste Struktur deiner Knochen hinein und genieße ihre Stabilität und Elastizität.

Die folgenden drei Übungen sind Balancehaltungen, die dich ein wenig herausfordern werden. Nimm dabei immer wieder deine Atmung wahr und frage dich, ob sie weich fließt oder stockt. Letzteres wäre zunächst normal: Meistens halten wir in angespannten, unsicheren Situationen die Luft an. Bleibe aufmerksam und versuche, einen freien Atemzug durch dich hindurchzuschicken. Gib dir Zeit und verlängere deine Ausatmung im Verhältnis zu deiner Einatmung etwas, so kannst du dich noch besser erden und deine Gefühle sanft abfließen lassen.

Die erste Übung, der Baum, sieht von außen betrachtet leichter aus, als sie tatsächlich ist. Sie verlangt absolute Konzentration, Wachheit und Fokus. Der Baum stellt dich auf die Probe, mit nur einem Bein fest verwurzelt im Leben zu stehen.
Mein Tipp: Wenn dein Gleichgewicht heute nicht so stabil ist, dann lehne dich an eine Wand oder leg dich auf den Boden und winkle ein Bein wie im Stand an.
Dieses Asana stellt die direkte Verbindung zu unserer unglaublichen Natur dar und übermittelt außerdem die Botschaft, dass wir uns alle gegenseitig bedingen und gut aufeinander achten sollten – wie Bäume in einem Wald.

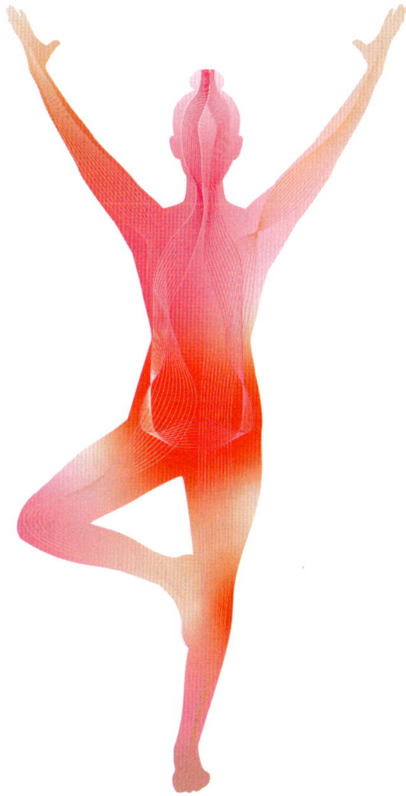

Baum

ÜBUNG

BAUM: VERWURZELE DICH UND WACHSE ÜBER DICH HINAUS

- Steh mit aufgerichteter Wirbelsäule, die Füße fest verwurzelt auf dem Boden in der Berghaltung (*Tadasana*).
- Leg deine Handinnenflächen vor deinem Herzen in der Gebetshaltung *Anjali Mudra* (Geste der Demut und Darbringung) oder in der Grußformel *Namasté* (siehe Kasten Seite 52) zusammen.
- Bring deine Aufmerksamkeit zur rechten Fußsohle, nimm den Boden darunter wahr, verwurzle dich.

- Heb deinen linken Fuß an und leg die Fußsohle entweder an deinem rechten Unterschenkel oder deinem Oberschenkel an, nur nicht am Knie. Du kannst auch den Ballen nah an deinem rechten Fuß ablegen, wenn dir das leichter fällt.
- Bewege das Knie nach links und außen, sodass Knie und Hüfte eine Linie bilden.
- Fokussiere einen Punkt an der Wand vor dir oder lass deinen Blick in die Weite schweifen, je nachdem, wo du dich gerade befindest.
- Atme tief durch die Nase ein und aus.
- Wenn du möchtest, heb die Arme und lass so sinnbildlich deine Äste zum Himmel wachsen.
- Probiere, für rund zwei Minuten so stehen zu bleiben.
- Dann stell deinen linken Fuß wieder neben den rechten auf den Boden.
- Spüre zuerst in deinem Körper nach, achte auf den Unterschied zwischen dem linken und dem rechten Bein, bevor du die Seiten tauschst.
- Nachdem du beide Seiten geübt hast, spüre einen Moment im Stehen nach.

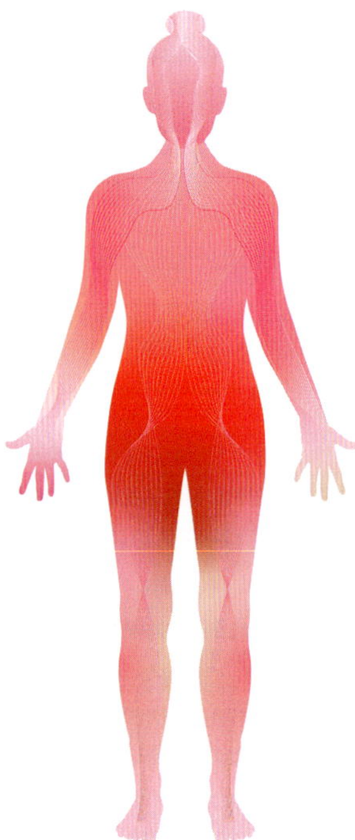

Grundhaltung

ANATOMISCHE EFFEKTE:
Diese Balanceübung stärkt und kräftigt alle Muskeln an den Füßen, Sprunggelenken, Waden, Kniegelenken, Oberschenkeln und am Becken. Muskeln in deinem gesamten Körper helfen mit, damit du aufgerichtet stehen kannst. Dein Beckenboden unterstützt diesen Balanceakt und bekommt einen kraftvollen Impuls. Deine Wirbelsäule möchte sich strecken und ausdehnen. Gib ihr die Möglichkeit und lass deine Kopfkrone, deinen Scheitel, zum Himmel wachsen. Dein ganzes Skelett erfährt Kräftigung und Stabilität, die Knochendichte wächst. Das Hüftgelenk genießt eine intensive Außenrotation und Weite, wenn du das Knie nach außen bewegst, die Oberschenkelinnenseite eine wohltuende Dehnung.

YOGATHERAPEUTISCHE EFFEKTE:
In der Yogatherapie repräsentiert *Vrksasana*, der Baum, das Erblühen deiner Spiritualität in der materiellen Umgebung. Ein Fuß ist fest in der Erde verwurzelt, der andere löst sich von ihr, und gleichzeitig erheben sich die Arme mit Leichtigkeit zum Himmel, dem Höchsten. Du wächst regelrecht aus dir heraus und kannst zugleich auf den Halt vertrauen, den dir der Boden schenkt.

ENERGETISCHE EFFEKTE AUF DAS WURZELCHAKRA:
Ein stabiles Fundament ist ausschlaggebend für deinen Halt im Leben. Dieses Asana schafft Erdung, das Gefühl von Sicherheit und Standfestigkeit inmitten der (oft unvorhersehbaren) Stürme des Alltags. Bündle deine Konzentration, halte einen ruhigen, fokussierten Blick, zentriere dich und werde dir bewusst, wie sicher du sein kannst, selbst wenn du nur auf einem Bein stehst.

BLICK AUF KNOCHEN UND SKELETT:
In diesem Asana wird alles ganz still. In dir hält für einen Moment die Zeit an. Die Struktur deiner Knochen bündelt ihre Energie und du wirst gehalten. Aus dem tiefsten Inneren heraus erfährst du Stabilität und Festigkeit. Eine Festigkeit, die gleichzeitig ein Gefühl von Leichtigkeit erzeugt und dich körperlich wie mental in eine bessere Haltung im und zum Leben bringt. Werde bescheiden und dankbar, denke dich bis in die tiefste Stelle deiner Knochen hinein und spüre, wie viel Stabilität und Gleichgewicht in ihnen steckt. Lenk all deine Aufmerksamkeit in die Strukturen deiner Knochen und mache diese Übung nur für sie.

GANDHI, EINSTEIN UND NAMASTÉ

Mahatma Gandhi soll einst auf die Frage seines guten Freundes Albert Einstein »Was bedeutet Namasté und was drückt es aus?« geantwortet haben: »Ich ehre den Platz in dir, in dem das gesamte Universum wohnt. Ich ehre den Platz des Lichts, der Liebe, der Wahrheit, des Friedens und der Weisheit in dir. Ich ehre den Platz in dir, wo, wenn du dort bist und auch ich dort bin, wir beide eins sind.« Schöner kann man die Bedeutung dieses in ganz Asien verbreiteten Grußes kaum ausdrücken.

Die Übersetzung des Sanskritwortes für den ersten Krieger, Virabhadra, mit vira »Krieger« und bhadra »Freund«, bringt dich vielleicht ins Grübeln: Wie passen Krieger und Freund in einem Atemzug beziehungsweise einem Wort zusammen? Versuch es mal mit dieser Sichtweise: Krieger und Freunde setzen sich grundsätzlich für das Gute ein, sie beschützen und stehen (bestenfalls) zu dem, für das sie ihre Kraft einsetzen. Mit diesem Gedanken erhält die Übung einen schönen Blickwinkel – du kommst in deine Kraft, nutzt die Energie der Erde und bist dir der Freund oder die Freundin, den oder die du dir selbst wünschst. So kannst du für andere da sein und ihnen selbstlos Unterstützung bieten, wenn sie sie benötigen.

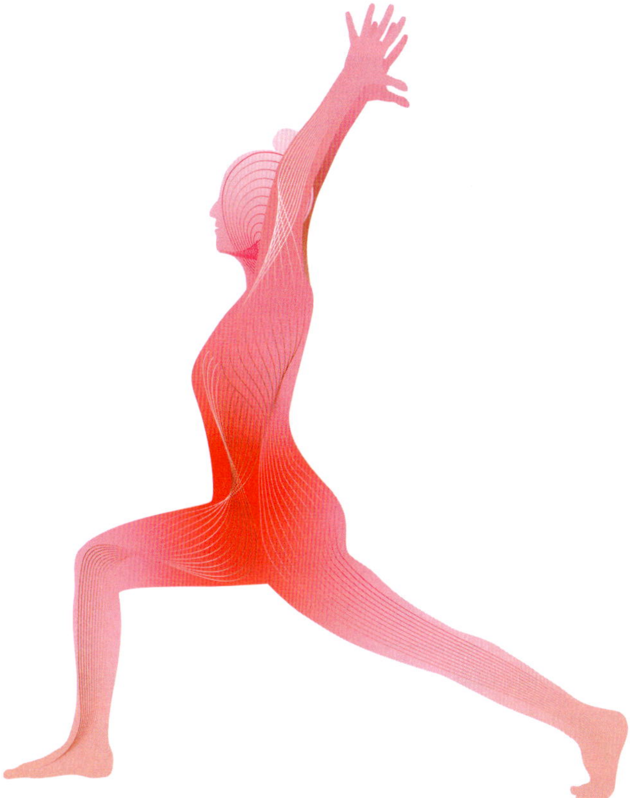

Erster Krieger

ÜBUNG

ERSTER KRIEGER – VIRABHADRASANA 1 (VARIATION): ERFAHRE, WIE DU ZUGLEICH PRÄSENT, STARK UND GELASSEN SEIN KANNST

- Steh aufrecht, die Füße hüftbreit auseinander und parallel in der Berghaltung.
- Mach mit dem rechten Fuß einen großen Schritt in Richtung Ende der Matte.
- Streck das rechte Bein, die rechte Ferse bleibt in der Luft: Dies gibt deinem Beckenboden Kraft und unbeschreibliche Energie.
- Für eine stabilere (auch Einsteiger-)Variante drehe deinen hinteren Fuß um ca. 45 Grad mit der Ferse nach innen und erde die Fußaußenkante im Boden.

- Beuge dein vorderes linkes Knie, es sollte über dem Sprunggelenk bleiben, während der Ober- und der Unterschenkel einen rechten Winkel bilden.
- Nimm deine Kraft und Stabilität, den Halt durch den Boden wahr.
- Mit der nächsten Einatmung hebe beide Arme nach oben über deinen Kopf.
- Atme ein paarmal tief ein und aus, die Schultern bleiben entspannt. Lass dich ganz auf die Atmung ein. Falls du die Zähne aufeinanderbeißt, lass den Kiefer locker.
- Bleibe ruhig stehen und nimm den Halt wahr, den dir der Boden vermittelt, das Gefühl von Präsenz.
- Fokussiere dich weiter auf deine Atmung, denke: »Ich atme ein, ich atme aus.«
- Nach ein bis zwei Minuten atme tief und lang aus, beuge das hintere Knie und stell es wieder nach vorn neben deinen anderen Fuß.
- Spüre kurz nach, dann wiederhole das Ganze ein bis zwei Minuten auf der anderen Seite.
- Spüre im Stand einen Moment nach und nimm das kraftvolle Gefühl in dir wahr.

ANATOMISCHE EFFEKTE:

Dieses Asana kräftigt die gesamte Fußmuskulatur, Sprunggelenke, Knochen, Gelenke und Muskeln der Beine. Es stärkt den Beckenboden und die aufrichtende Rumpfmuskulatur. Der gesamte Bauch- und Brustraum wird in die Weite und Dehnung gebracht und der Rücken erfährt Kraft und Stärkung. Die Hüftregion wird durchblutet und geweitet. Die im Alltag viel zu eng gehaltenen Hüftgelenke werden mit Weite und Beweglichkeit gefördert. Die Schulterbeweglichkeit, das Gleichgewicht und die gesamte Haltung verbessern sich, und somit werden auch deine Auf- und Ausrichtung im Leben großzügiger und stabiler. Dein Blick wird weit und dein Sehvermögen verbessert.

YOGATHERAPEUTISCHE EFFEKTE:

Die Haltung des mächtigen Kriegers vermittelt Mut und Ausdauer, Zielsetzung und Erfolg. Ausgestattet mit Vertrauen und unerschütterlichem Halt darfst du optimistisch und fokussiert deinen Zielen und Visionen entgegenblicken – mit weitem Herzen und in einem geerdeten Stand auf dem Weg zu innerem Frieden und einem liebevollen Miteinander.

ENERGETISCHE EFFEKTE AUF DAS WURZELCHAKRA:
Der erste Krieger ist eine sehr erhebende Yogaübung, die von einer starken Bodenhaftung ausgeht. Dieses Asana bezieht seine ganze Energie aus der Erde und lädt dich in die Aufrichtung und Präsenz deines Daseins ein. Es bringt dir Klarheit und Fokus, damit du deine Ziele genauer erkennen kannst. Die Qualitäten des ersten Chakras aus Standfestigkeit, Erdung, Sicherheit, Stabilität, Durchhaltevermögen, Ausdauer und Vertrauen fließen in diese Haltung ein und ermöglichen dir ein inniges Gefühl von Selbstakzeptanz.

BLICK AUF SKELETT UND KNOCHEN:
Bei den anderen Asanas zum Wurzelchakra konntest du bereits von all ihren Vorteilen und Wirkungen lesen und diese beim Üben erfahren. Es lohnt sich, Standhaltungen für dein »Gerüst« täglich zu üben. Dein erstes Chakra, deine Knochen, dein Skelett geben dir den Halt im Leben, den du benötigst, um tief im Inneren voller Kraft und Geschmeidigkeit – und nein, das ist kein Widerspruch – zu bleiben. Werde bescheiden und dankbar. Lenke all deine Aufmerksamkeit in die Strukturen deiner Knochen und mach diese Übung nur für sie.

Der dritte Krieger, auch »Standwaage« genannt, wird dich ein wenig herausfordern und daran erinnern, dass du deinen Fokus bei dir halten darfst, auch wenn es schwierig wird. Genieße es, wenn du in dieser Balancehaltung wackelst, denn so aktivierst du zusätzlich deinen Willen und deine Fähigkeit, dich in jeder noch so instabilen Situation aufrecht zu halten. Beobachte dich und deinen Geist, wenn du kippelst.

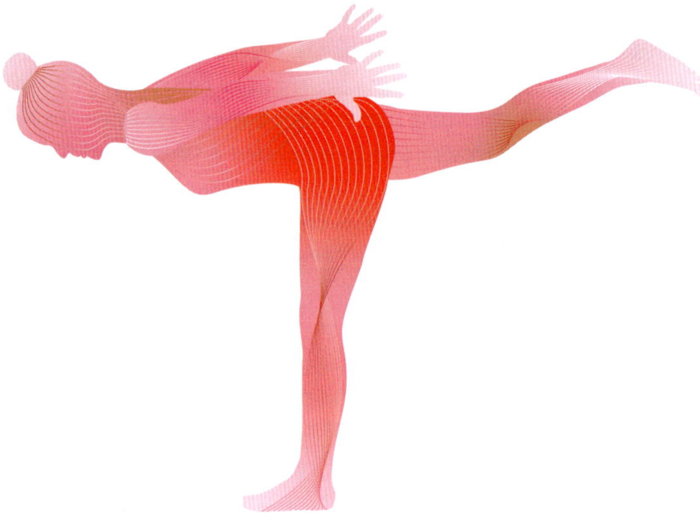

Dritter Krieger

ÜBUNG

DRITTER KRIEGER – VIRABHADRASANA 3: LERNE, DASS DU DICH AUCH IN UNSICHEREN ZEITEN AUF DAS LEBEN VERLASSEN KANNST

- Steh aufrecht, die Füße hüftbreit und parallel.
- Erde bewusst den linken Fuß und hebe das rechte Bein gestreckt nach hinten oben ab.
- Balanciere auf deinem linken Fuß und streck die Arme parallel zu den Seiten auf Hüfthöhe gerade nach hinten aus oder leg die Hände in die Hüften.
- Lasse den Oberkörper nach vorn sinken, bis er sich parallel zum Boden befindet, ebenso wie das hintere Bein.
- Dein Blick geht senkrecht in Richtung Boden, atme ruhig und tief weiter.
- Wie eine Waage spürst du das Gleichgewicht deines Körpers in dieser anspruchsvollen Haltung und gleichzeitig die Gewissheit, auch auf nur einem Bein fest im Leben stehen zu können. Bleib gelassen, selbst wenn du wackelst.
- Bleib etwa eine Minute in der Kriegerhaltung 3.

- Komm zurück in die Berghaltung: Richte deinen Oberkörper langsam wieder auf, durch die Gewichtsverlagerung kommt dein rechtes Bein wieder neben dein linkes, und du kannst den Fuß entspannt am Boden abstellen. Zieh deine Kopfkrone zum Himmel und lasse deine Arme links und rechts neben deinem Körper entspannt hängen.
- Spüre im Stand einen Moment nach und wechsle die Seiten.
- Erde deinen rechten Fuß und hebe dein linkes Bein nach hinten schwebend an. Bein und Rumpf bilden eine kerzengerade Linie. Atme tief und nimm wahr, wie der Boden dich trägt und du gleichzeitig federleicht bist.
- Lenke deine Aufmerksamkeit auf dein stabiles Fundament, fühle in deine Knochen hinein.
- Schicke ein Gefühl von Dankbarkeit durch dich hindurch.
- Kehre nach ungefähr einer Minute wieder zurück, richte deinen Oberkörper auf, stell den Fuß neben den anderen, lass die Arme entspannt hängen und spüre auch nach dieser Seite im Stand einen Moment bewusst nach. Du bist großartig!

ANATOMISCHE EFFEKTE:

In dieser Haltung wird deine komplette Körperstruktur gestärkt und ins Gleichgewicht gebracht. Immer wenn du wackelst, bilden sich neue Synapsen in deinem Gehirn, die dafür sorgen, dass du immer sicherer in diesem Asana stehen kannst. Dein Gedächtnis verbessert sich und deine Sinne werden durch die Balanceübungen geschärft. Es ist fast, als würden sich die Reize von außen, die du über deine fünf Sinne aufnimmst (Sehen, Hören, Riechen, Schmecken, Fühlen) zurückziehen, um den Weg zu deinem sechsten Sinn frei werden zu lassen: deine Tiefensensibilität, die Innenwahrnehmung, die Propriozeption (aus dem Lateinischen von *proprius* »eigen« und *recipere* »aufnehmen«, »empfangen«). Du spürst deutlicher die Reize aus den tiefen Schichten deines Körpers aufsteigen, die Wahrnehmung der Position deines Körpers im Raum, die Anspannung der Muskeln, die Stellung der Gelenke. Dadurch verbesserst du Koordination und Gleichgewicht sowie deine Anpassungs- und Reaktionsfähigkeit – nicht nur in diesem Moment auf der Yogamatte, sondern auch in »wackeligen« Situationen deines Alltags. Die Wahrnehmung dieser Reize findet unter anderem über die Faszien statt, denn hier befinden sich die feinsten Rezeptoren unseres Körpers. Eine verbesserte Tiefensensibilität kräftigt darüber hinaus die tiefe Muskulatur und macht beweglicher, Verletzungen können schneller heilen. So bedingt das äußere Gleichgewicht das innere Gleichgewicht und umgekehrt, auf der körperlichen und der mentalen Ebene.

YOGATHERAPEUTISCHE EFFEKTE:
Hier ist Ruhe gefragt, und diese Balanceübung ist wie ein kleiner Test, ob du auch in unsicheren Momenten und Situationen deines Alltags gelassen bleiben kannst. Ist deine Haltung einmal nicht so stabil und solltest du etwas wackeln oder den Fuß absetzen müssen, dann ist das eben so. Nicht jeder Tag ist gleich, und manchmal fegt der Wind durch die Bäume, sodass es weniger leicht ist, die Balance zu halten. An manchen Tagen ist die Stimmung schwankend oder unsicher. Das ist völlig in Ordnung; vertraue darauf, dass du deine Ziele erreichst, denn der Boden hält und trägt dich, auch wenn du schwankst.

ENERGETISCHE EFFEKTE AUF DAS WURZELCHAKRA:
Dein erstes Chakra jubelt, wenn du balancierst. Es wird regelrecht auf die Probe gestellt: Wie stabil bist du, wie gehst du mit einer wackeligen Situation um? Bleiben deine Gedanken ruhig, oder wirst du unsicher oder sogar wütend? Dein Wurzelchakra lernt daraus und unterstützt dich, auch in einem unbequemen, unsicheren Moment den Halt nicht zu verlieren und an Stärke und Erfahrung zu gewinnen. Nimm es gelassen, wenn du kippelst, und probier es gleich nochmal.

BLICK AUF SKELETT UND KNOCHEN:
Und hier sind wieder deine Knochen, dein Skelett und die festen Strukturen, die es erlauben, dass du dich in eine »Gefahrensituation« begeben kannst, um aus ihr zu lernen. Plus: dir selbst zu vertrauen! Denn selbst wenn du kippst, werden deine körperliche, mentale und emotionale Ebene zusammen helfen, dich zu stützen, damit du dich nicht verletzt. Dein Knochengerüst ist der Bereich, der dich erfahren lassen möchte, dass du dir und der Welt vertrauen darfst. Verbinde dich bewusst und tief mit deinen Knochenstrukturen, atme während der Übung tief in sie hinein. Dankbar, bescheiden, wertschätzend.

TIPPS FÜR DAS ERSTE CHAKRA

Fühle den Halt in allen Dingen. Verbinde dich mit dem Element Erde, gehe in die Natur, lauf barfuß, erschnuppere alles, was du riechst, bleibe bewusst. Und nutze Muladhara als dein Sprungbrett, um deinen Visionen und Zielen näher zu kommen.

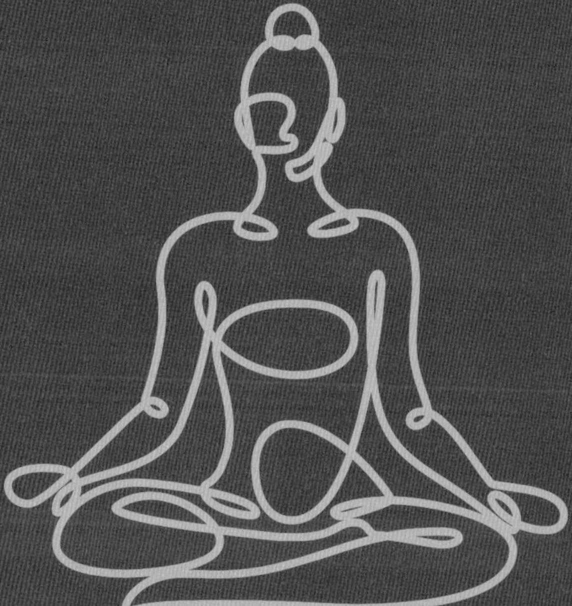

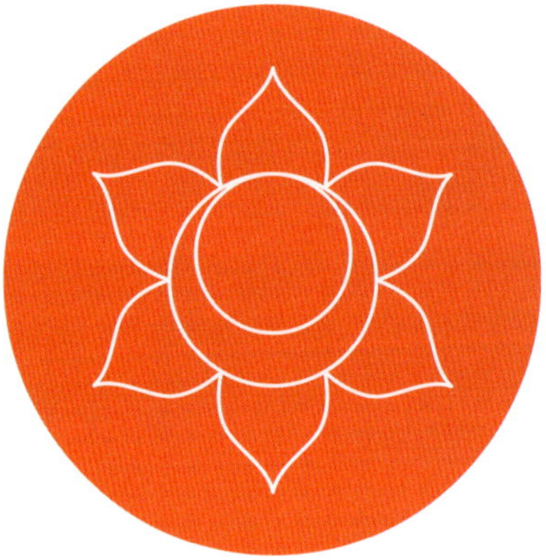

DAS ZWEITE CHAKRA

SVADHISTHANA CHAKRA

Dein zweites Chakra gilt als sprudelnde Quelle der Lebensfreude und deiner kreativen schöpferischen Energien. Es hat seinen Sitz etwa eine Handbreit unterhalb des Bauchnabels und ist dem Element Wasser zugeordnet.

LEBENDIGKEIT UND SINNENFREUDE

Alle Themen deiner zwischenmenschlichen Verbindungen, Freundschaften, Beziehungen, sogar der Smalltalk mit dem Postboten, das freundliche Hallo beim Spazierengehen und auch der Plausch an der Bushaltestelle werden vom zweiten Chakra genährt. Je langsamer es schwingt, desto weniger wirst du dich des Lebens freuen und seine Fülle erkennen. Je stärker es schwingt, desto wilder und wahrscheinlich schonungsloser wirst du mit Freundschaften und Verbindungen umgehen. Die Kunst besteht darin, die Mitte zu finden und dich entweder aus dem Loch der Untätigkeit herauszuholen oder dich herunterzufahren, wenn du mit einer »Alles-egal-Haltung« deine Beziehungen und Verbindungen gefährdest. Du darfst die Quelle der Freude sprudeln und fließen lassen, damit dein Leben genussvoller wird. Lass es fließen, denn eine zu starre Struktur raubt dir das JA zum Leben und die damit verbundene Freiheit.

Das zweite Chakra bedingt und bedient unsere Beziehung zur Lebendigkeit und Leidenschaft für das Leben. Hier dreht sich alles um das sinnliche Erfahren, den Genuss, denn unsere Seele möchte die Welt schmecken. Ich weiß aus vielen Gesprächen, dass bei Sinnlichkeit sofort an Sex gedacht wird. Sexualität ist allerdings nur ein Aspekt des freudvollen, sinnlichen und kreativen Ausdrucks unserer Lebensenergie und unseres Bedürfnisses, die Welt in uns aufzunehmen. Denn über unsere Sinne erfahren wir alles, von der Nahrung, die wir zu uns nehmen, über die Kleidung auf unserer Haut oder die Musik, die wir hören, bis hin zu jedem Schritt, den wir mit unseren Füßen gehen und so vieles mehr. Lass uns in die Welt der Sinne eintauchen.

Sinn

Dem Svadhisthana Chakra sind der Geschmackssinn und unsere Zunge als Handlungsorgan zugeordnet. Schließ kurz deine Augen, um innezuhalten, und schmeck doch mal hin, was sich in deinem Geschmackssinn zeigt! Schmeckst du das Wasser, das du vorhin getrunken hast? Oder entdeckst du etwas anderes? Und schwupps, war es eine kleine, kurze Meditation, die du gerade erlebt hast.
Die Aufgabe, das Leben zu schmecken, kannst du natürlich immer dann üben, wenn du etwas isst. Iss langsam, schmecke genau hin, fühle in deinem Mund die Konsistenz, die Temperatur, die salzigen, sauren und süßen Komponenten deiner Nahrung. Kau so lange, bis alles in deinem Mund zergeht. Ja, das kostet etwas Geduld, lohnt sich aber. Versprochen. Ein kleiner Exkurs in meine Fastenerfahrungen der ver-

gangenen 20 Jahre: Nach einer Heilfastenwoche, in der nur Flüssigkeit (Wasser, Tee, Gemüsebrühe) genossen wurde, konnten sich alle Teilnehmer selbst besser leiden, sie waren zufriedener, wertschätzender sich selbst und allem und allen anderen gegenüber. Ich empfehle jedem, einmal pro Jahr eine geführte Heilfastenwoche einzulegen. Ein wahrer Jungbrunnen und Neustart für Körper, Geist und Seele.

Element und Farbe

Zurück zum Chakra. Hier fließt und fließt und fließt das Element Wasser, hier möchte unser Leben im Fluss sein. Unsere Körper und auch dieser Planet bestehen zu 70 Prozent aus flüssigen Anteilen. Wasser findet immer einen Weg, auch scheinbar unüberwindbare Hindernisse können es nicht aufhalten. Wasser ist sanft und kraftvoll zugleich, bleibt stark und gelassen und kann sich anpassen. Genau das, was wir uns auch in unserem Alltag wünschen – also führ dir mehr davon zu, indem du ausreichend Wasser trinkst.

Diesem Chakra ist die Farbe Orange zugeordnet, sie schwingt in derselben Frequenz wie unser zweites Energiezentrum, und du kannst es stimulieren, indem du dich mit Orange, gern auch in verschiedenen Nuancen, verbindest. Und ob du willst oder nicht, ob es dir bewusst ist oder nicht, sobald dein Auge etwas Orangefarbenes sieht, springt sofort das zweite Chakra an! Orange ist interessanterweise eine der Farben, die nicht zu den beliebtesten gehört. Vielleicht erklärt sich dadurch so manche Blockade im menschlichen Miteinander. Ich schlage vor: Wir sollten mehr Orange tragen.

Nahrungsmittel

Sehr spannend finde ich, dass jedes Nahrungsmittel in dieser Farbe auf unser zweites Zentrum wirkt. Ebenso Gemüse und Obst mit hohem Wasseranteil, wie Orangen, Melonen oder Gurken. Und: jede köstliche Süßigkeit, die wir essen. Denn Svadhisthana bedeutet »die süße Lieblichkeit« oder »die süße liebliche Frucht«.

Körperliche Entsprechung

Hier ein weiterer Aspekt dieses Energiebereiches: Das Dhatu, also die Entsprechung im Körpergewebe ist unser Fettgewebe. Wenn du zu viel Kohlenhydrate und insbesondere Zucker, auch in Form von Alkohol, zu dir nimmst, werden sie in Fett umgewandelt und reichern sich im entsprechenden Gewebe und in der Leber an. Frage dich deswegen: Wann greifst du zu Süßigkeiten? Schlingst du sie unbewusst runter oder genießt du das Stück Schokolade oder den Cocktail? Und darüber hinaus: Genießt du die Süße von Freundschaften und Beziehungen? Magst du dich selbst? All diese Fragen kannst du dir bei der nächsten Dosis Zucker und Alkohol stellen. Und dann trinke nur ein Glas Wein oder genieße nur ein Stück Schokolade und fühle dich durch den bewusst erlebten Moment erfüllt und befriedigt. Ich gebe zu, es dauert ein bisschen, bis das Gehirn die Botschaft verstanden hat, aber es lohnt sich in jeder Hinsicht – für deine Seele und deinen Körper.

Bija-Mantra

Das Bija-Mantra des zweiten Chakras ist VAM. Erinnere dich: Immer dann, wenn du diese Silbe chantest, also laut oder in Gedanken singst, regst du die Nadis (die feinsten Energieleitbahnen, siehe Seite 21) an, sodass Energie nicht nach unten verloren geht, sondern nach oben aufsteigen darf. Und darüber hinaus versorgst du dein zweites Chakra mit Energie.

Menschen mit ausgeglichen schwingendem zweitem Chakra ...

... sind ein Kanal für die freudige und kreative Energie des Lebens, sie leben leidenschaftlich für das Lebendige. Ihre Grundenergie ist vibrierende Freude. Ihr Motto ist: Wir sitzen alle in einem Boot, alle für einen, einer für alle. Sie fühlen und leben ihre Emotionen voller Vertrauen, stehen positiv mitten im Leben, egal wie stürmisch oder aussichtslos etwas erscheint, oder ob um sie herum die Welt zusammenbricht. Sie halten die Fahne des Friedens hoch, pflegen Freundschaft mit sich selbst und anderen. Kennst du jemanden, der oder die so ist, vielleicht bist du es sogar selbst?

Menschen mit zu hoch schwingendem zweitem Chakra ...

... haben zu viel Energie in ihren Emotionen, sie sind oft laut und schnell, halten sich krampfhaft über Wasser und geben gern anderen die Schuld. Sie essen zu viel, sie verschlingen (wie das zum Chakra gehörende gefräßige Krokodil) ohne zu kauen acht- und emotionslos alles, was ihnen zwischen die Kiefer kommt. Sie wollen schnelle Befriedigung, beim Sex, Essen, bei Begegnungen, und haben daher eher kurze und oberflächliche Bekanntschaften. Schließlich gibt es genug von allem auf der Welt, man kann austauschen, umtauschen und nachbestellen. Ist es wirklich das, was die Welt braucht?

Menschen mit zu niedrig schwingendem zweitem Chakra ...

... zeigen wenig bis keine Emotionen, haben keinen Durst nach Leben und auch körperlich keinen Durst nach Wasser. Sie essen oft zu wenig und zu einseitig, haben kaum Freude und Interesse an Freundschaften. Sie sitzen lieber allein im Boot – falls sie überhaupt rausfahren – und betrachten das Leben aus der Ferne. Körperlich zeigt sich eine niedrig schwingende Energie in diesem Bereich in Form von chronischer Müdigkeit, Erkrankungen der dazugehörigen Organe (siehe unten) oder Schmerzen in der Lendenwirbelsäule und im Beckenraum.

Psychische Auswirkungen: Fehlende Lebensfreude, Lustlosigkeit, Angst, mit der Umwelt/Menschen zu interagieren, Stimmungsschwankungen, emotionales Austrocknen
Physische Auswirkungen: Erkrankungen von Gebärmutter, Eierstöcken, Prostata- und Hodenerkrankungen, Potenzstörungen, Geschlechtskrankheiten, Blasen- und Nierenerkrankungen, Harnwegsinfektionen, Schmerzen im Bereich der Lendenwirbelsäule und Hüftgelenkserkrankungen, Erkrankungen von Mund und Zunge, chronische Müdigkeit

ASPEKTE: SVADHISTHANA CHAKRA

Name: Svadhisthana Chakra, Sakral-/Sexualchakra, zweites Energiezentrum

Sitz: Eine Handbreit unter dem Bauchnabel

Farbe: Orange

Element: Wasser

Sinn: Geschmackssinn

Handlungsorgan: Zunge

Körperliche Entsprechung: Fettgewebe

Zugehöriges Organ: Nieren

Nahrungsmittel: Alles Süße, Obst und Gemüse mit hohem Wasseranteil (Melonen, Orangen, Gurken, Aprikosen etc.)

Tiersymbol: Krokodil

Aroma: Orange, Vanille, Pfeffer

Edelstein: Oranger Jaspis

Lebensthemen: Schöpferische Kraft, Kreativität, Begehren, Sexualität, Sinnlichkeit und Leidenschaft, Genuss, Freude, Lebensfreude, Beziehungen, ICH-Empfinden, Loslassen

Bija-Mantra: VAM

DAS ZWEITE CHAKRA UND SEINE ORGANE: DIE BOTSCHAFT DER NIEREN

Unser zweites Chakra beeinflusst alle Organe, die für die Fortpflanzung wichtig sind: Eierstöcke, Eileiter, Gebärmutter, Hoden, Samenleiter, Nebenhoden. Darüber hinaus auch Mund und Zunge sowie unsere körpereigenen Säfte – alles, was in uns fließt, wie Blut, Schweiß, Verdauungssäfte, Sperma, Urin und Tränen. Das wichtigste Organ, das dem zweiten Chakra zugeordnet ist, sind die Nieren. Sie arbeiten als Regulator der Körperflüssigkeiten, entgiften, filtern und scheiden den ganzen Tag all das aus, was in deinem Körper nicht mehr gebraucht wird. Also alles, was als »giftig« oder nicht mehr verwertbar erkannt wird. Ist das nicht ein unglaublicher und insbesondere völlig automatisierter Vorgang, über den du nicht einmal nachdenken musst? Um deine Nieren zu unterstützen, musst du nichts tun, als jeden Tag ausreichend – etwa 2,5 Liter – frisches, reines Wasser trinken. Frage dich an dieser Stelle: Wie viel klares Wasser trinkst du täglich? Kaffee oder Tee zählen im Übrigen nicht dazu. Sind es mindestens 2 bis 2,5 Liter? Und bei körperlicher Anstrengung sogar noch mehr? Wasser ist neben der Luft zum Atmen unser Lebenselixier, wichtig und unersetzlich. Mach jetzt einfach eine kleine Lesepause und trink ein großes Glas Wasser. Ich warte hier auf dich!

BIO-FACTS: NIEREN

- Jede Niere ist ca. 9 bis 12 cm lang, 4 bis 6 cm breit und 3 bis 5 cm dick und wiegt ca. 150 g.
- Die Nieren sitzen auf Höhe der untersten Rippe.
- Pro Stunde filtern sie 8 Liter Blut.
- Sie entgiften den Körper und steuern den Wasser- und Elektrolythaushalt.
- Zudem regeln sie den Blutdruck, Säure-Basenhaushalt und Knochenstoffwechsel.
- Die Nebennieren schütten wichtige Hormone wie Adrenalin und Cortisol aus.
- Sie produzieren täglich ca. 1,4 Liter Urin, der ausgeschieden wird, und reinigen so den Körper von chemischen und anderen nicht mehr nützlichen Substanzen.

Unsere Nieren filtern nicht nur »Körperlichkeiten«, Gifte aus Nahrungsmitteln und der Umwelt, sondern reinigen und befreien uns auch von emotionalem Ballast auf zwischenmenschlicher Ebene. Immer wenn ein Gefühl von Unsicherheit auftritt, wenn du vor einer Entscheidung stehst, dann empfehle ich dir, bewusst Wasser zu trinken, dich mit dem Element Wasser zu verbinden und innezuhalten. Denn das Nieren- und Chakra-Element Wasser beschreibt unsere Gefühlswelt, alle emotionalen Konflikte und Disharmonien. Unsere Entscheidungen oder eben die Entscheidung, keine Entscheidung zu treffen, werden energetisch von den Nieren gesteuert.

Zusammengefasst können wir sagen, dass die Lebens- und Überlebensthemen unserer Nieren Partnerschaften, die Beziehung zu uns selbst sowie aufrichtige Versöhnung und wahrhaftige Freundschaft mit anderen sind. Ohne Unterdrückung, Verstecken oder Verurteilen, also voller Liebe bringt dich eine energetisierte Nierenkraft in die Balance. Nicht umsonst sind unsere Nieren paarweise angeordnet. Du wirst übrigens auch viel besser schlafen, wenn du dich um deine Nieren kümmerst. Nicht nur, weil sie für den im Schlaf optimalen Hormonspiegel sorgen, sondern auch weil dein Körper weicher und durchlässiger wird und sich deine Seele so sanft gebettet wohler fühlt. Ein ausgeglichener Zustand zeigt sich darüber hinaus in der liebevollen Verbindung mit dir selbst und zu anderen. Und hier spielt es wieder keine Rolle, ob es das Zusammenleben mit deinem Partner, deiner Familie, den Kollegen oder Nachbarn ist, in dieser Welt voller Spannung und Disharmonie braucht es ein freundliches Wort, einen wohlwollenden Blick und die Wertschätzung aller Lebewesen. Ich vertraue auf dich und zähle auf dich, dass du dich auf einem guten Weg befindest, du dich vielleicht sogar beim nächsten Brötchenholen herzlich der Verkäuferin zuwendest: »Danke, ich wünsche Ihnen einen schönen Tag, bleiben Sie gesund und grüßen Sie Ihren Chef. Ach, und dem Müller und den Bauern richten sie bitte aus, dass es ein wunderbares Geschenk ist, an einem Sonntagmorgen um 8 Uhr frische Brötchen in einer so großen Auswahl vorzufinden!« Jetzt weiß ich, dass du lächelst. Genauso wie die Dame hinter dem Tresen lächeln und sicherlich anderen erzählen wird, dass sie heute etwas ganz Außergewöhnliches erlebt hat. Du hast es in der Hand! Probier es aus – und du musst nicht bis Sonntag warten.

Was können wir konkret tun, um unsere Energie in den mit dem zweiten Chakra verbundenen Bereichen zum Fließen zu bringen, sie auszugleichen und zugänglicher zu werden? Zunächst: Geh alles, was du tust, wie ein Kunstwerk an, sei achtsam und freue dich an der Schönheit des Lebens. Trink genug Wasser und komm mit auf die Yogamatte. Ich habe ein paar Asanas für dich, die auf dein zweites Zentrum wirken.

YOGA FÜR DAS SVADHISTHANA-CHAKRA: FLIESSENDE BEWEGUNGEN

Übe alle Bewegungen mit weichen Übergängen, geleitet von deiner Atmung, um dein zweites Chakra zu durchfluten und dich mit positiver Stimmung aufzuladen. Mach dir bewusst, dass du das Svadhisthana-Chakra energetisierst, ausgleichst, deine Nieren durchflutest, massierst, in ihre Kraft zurückbringst und ihnen wie guten Freunden Aufmerksamkeit schenkst. Deine Emotionen sind, wie bereits erwähnt, ein weiterer wichtiger Aspekt des zweiten Zentrums, erst durch sie wird die irdische Erfahrung real.

Zur Erinnerung: Zum Übungsablauf aller Asanas findest du über den QR-Code im Anhang (siehe Seite 175) vier Videos für die Chakras von 1 bis 4, sowie zu 5, 6 und 7 ein zusammengefasstes Video.

Merke dir: Deine Energie fließt immer dorthin, wohin deine Intention geht!

You are pure magic!

Die erste Übung, der Wasserfall, wirkt sehr energetisierend und macht schnell wach. Sie bringt deinen Kreislauf in Schwung und lässt dich ins Fließen kommen. Dein Rücken wird diese Übung lieben, vor allem, wenn du schwer in die Gänge kommst: Sie beinhaltet ein weiches Loslassen und Fallenlassen nach unten und ein bewusstes Wiederaufstehen. Achte auf deine Atmung, du wirst einen belebenden Kick für deinen ganzen Körper bekommen, und dein Geist wird erfrischt. Werde von Welle zu Welle weicher und geschmeidiger. Lass es wie von allein geschehen.

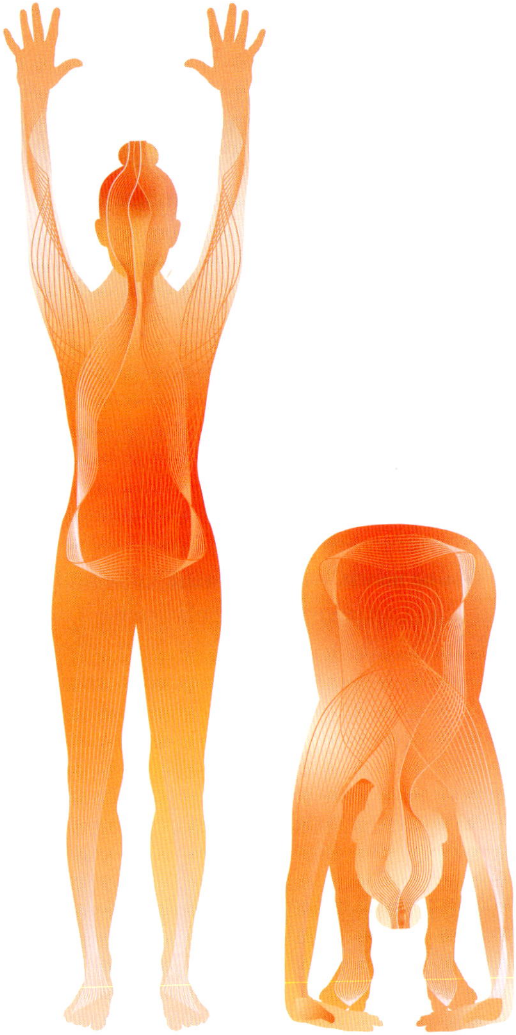

Wasserfall

ÜBUNG

WASSERFALL: LASS ALLE EMOTIONEN LOS UND ERLEBE DICH FREI UND LEICHT

- Stehe aufrecht, spüre deine Füße auf dem Boden, nimm die Erdung wahr, den Halt, den dir der Boden gibt. Verbinde dich mit deiner Atmung und atme kräftig aus.
- Mit deiner nächsten Einatmung hebe deine gestreckten Arme weit nach oben über deinen Kopf.
- Nimm deine Präsenz wahr, deine Wachheit, deine Bereitschaft, dann lass die Ausatmung kommen, beuge sanft deine Knie und lass deinen Oberkörper weich nach vorne und unten fließen, vielleicht so weit, bis deine Fingerspitzen den Boden berühren.
- Beuge deine Knie etwas mehr. Bleibe einen Moment abgetaucht, genieße es, deinen Kopf loszulassen, alle überflüssigen Gedanken herausfallen zu lassen, entspanne den Kiefer. Lass die Augen geöffnet.
- Mit deiner nächsten Einatmung rolle dich sanft und gleichzeitig entschlossen wieder nach oben und strecke die Arme über deinen Kopf.
- Halte einen Moment inne und nimm wahr, dass du es geschafft hast, aus eigener Kraft wieder aufzustehen.
- Mit deiner nächsten Ausatmung lass dich wieder sanft nach unten fließen, mit deiner Einatmung wieder nach oben.
- Wiederhole die Wasserfallübung ein paarmal, fließend, die Bewegungen verbunden mit deiner Ein- und Ausatmung.
- Lasse dich für zwei bis drei Minuten treiben, lenke deinen Fokus auf deine Becken- und Nierenregion, fühle, wie dieser Bereich warm und besser durchblutet wird.
- Genieße es. Anschließend spüre im Stehen gern mit geschlossenen Augen einen Moment nach. Dein ganzer Körper ist jetzt wach und warm. Eine sehr gute Ausgangsposition für weitere Übungen.

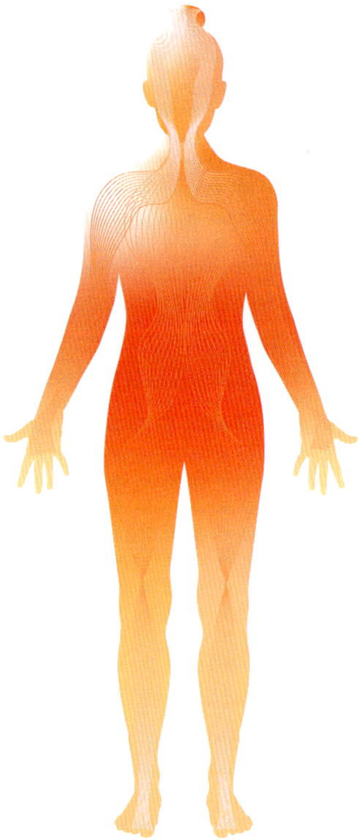

Nachspüren im Stehen

ANATOMISCHE EFFEKTE:

Diese Bewegung mobilisiert deine Wirbelsäule in ihrer ganzen Länge, vom Steißbein bis in den obersten Halswirbel. In der Vorwärtsbeuge geben die Muskeln deiner Körperrückseite nach und werden gedehnt. Die Körpervorderseite und die Tiefenmuskulatur werden aktiviert, um dich zu halten und damit du nicht nach vorn kippst. Deine gesamte Körperrückseite sorgt dafür, dass du dich wieder aufrichtest. Deine Körpervorderseite wird langgezogen und wundervoll gedehnt. Gleichzeitig verbindest du dich durch deine Füße mit dem Boden und hast einen guten Halt. Nach dieser Übung pendelt dich dein Gleichgewichtssinn wieder in der Mitte ein. Deine Atmung wird vertieft und dein Körper intensiv durchblutet. Dein Herz-Kreislauf-System wird aktiviert und gestärkt. Deine Tiefensensibilität, also das Wahrnehmen von Reizen aus deinem Körperinneren, erhöht sich. So bedingt das äußere Gleichgewicht das innere Gleichgewicht und umgekehrt, also auf körperlicher wie auf mentaler Ebene.

YOGATHERAPEUTISCHE EFFEKTE:
Das Auf und Ab des Lebens wird in dieser Übung sehr deutlich. Du lässt dich fallen und richtest dich aus eigener Kraft wieder auf, wächst vielleicht sogar über dich hinaus. Gleite durch diese Übung und werde dir darüber bewusst, dass alles in Bewegung ist und der Lebensfluss sowohl einen sehr kraftvollen als auch einen besänftigenden Aspekt beinhaltet.

ENERGETISCHE EFFEKTE AUF DAS SAKRALCHAKRA:
Dein zweites Chakra liebt diese Übung. Die tiefe Kraft aus deiner Beckenregion, deiner unteren Bauch- und Rückenkraft wärmt und vitalisiert dein Svadhisthana-Zentrum. Es beginnt zu schwingen, und bringt alles ins Fließen. Dadurch entsteht Leichtigkeit und die Energie des zweiten Chakras verwandelt Anspannung in schöpferische Kraft. So kannst du deinen Lebensfluss unterstützen. Wenn alles fließt, ist das Leben leicht. Von zwischenmenschlichen Beziehungen über deine Schöpferkraft bis hin zu Geldangelegenheiten wird sich alles zum Guten wenden. Du wirst dich von Schuld und Schulden, Scham und Gier mehr und mehr lösen können. Nichts wird dich mehr unterdrücken, denn du weißt um die Kraft des Wiederaufstiegs, die dich diese Übung lehren möchte.

BLICK AUF DIE NIEREN:
Deine allgemeine körperliche Verfassung wird verbessert, da alle inneren Organe eine feine rhythmische Massage erhalten. Richte bei dieser Übung dein Hauptaugenmerk und deine ganze Aufmerksamkeit auf deine Nieren. Immer wenn du dich in die Vorwärtsbeuge sinken lässt, spüre in deinen Nierenbereich. Vielleicht nimmst du anfangs hier Anspannung und Enge wahr. Lass los. Entspanne auch deine Schultern und deinen Kieferbereich. Beim Nach-oben-Rollen spüre die Kraft aus deinem Rücken. Nimm die Stabilität des Bodens unter deinen Füßen wahr und lass dein Energiezentrum alle Schleusen in dir öffnen. Deine Nieren werden tief massiert und lieben diese Übung, weil sie auch von Mal zu Mal feiner und leichter, fließender und erfüllender wird. Durchflute dich mit Leben und Energie und unterstütze deine Nieren bei ihrer Entgiftung von körperlichem und emotionalem Ballast.
Nimm deine Atmung wahr: Fließt sie weich oder stockt sie? Meistens halten wir in angespannten, unsicheren Momenten die Luft an. Bleib aufmerksam.

Die folgende Übung ist eine fließende Abfolge des ersten und des zweiten Kriegers. Beim ersten Krieger (siehe auch Seite 53) spürst du in deine Kraft, nutzt die Energie der Erde und kannst dir selbst der Freund sein, den du dir wünschst. So kannst du auch für andere da sein und ihnen selbstlos Unterstützung geben, wo sie welche benötigen. Der zweite Krieger möchte dich an deine Strahlkraft erinnern. Mit ausgebreiteten Armen und einem sicheren Stand ermöglicht er dir, deinen Fokus zu halten und die Energie durch dich hindurchfließen zu lassen – in der Gewissheit, dass dir deine Kraft nicht verloren geht.

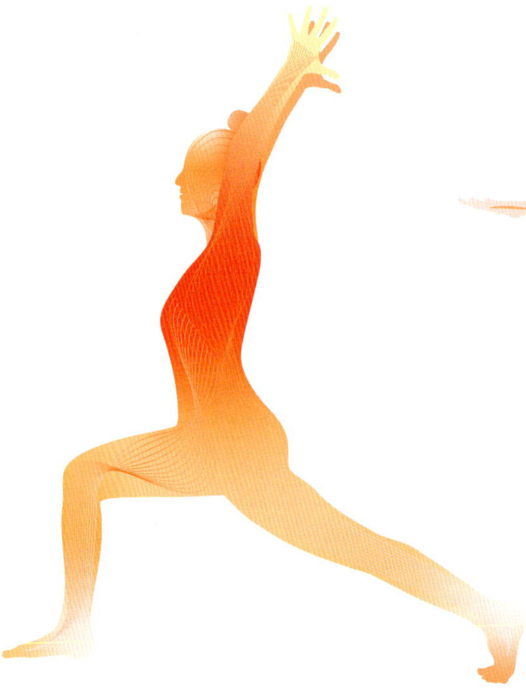

Erster Krieger

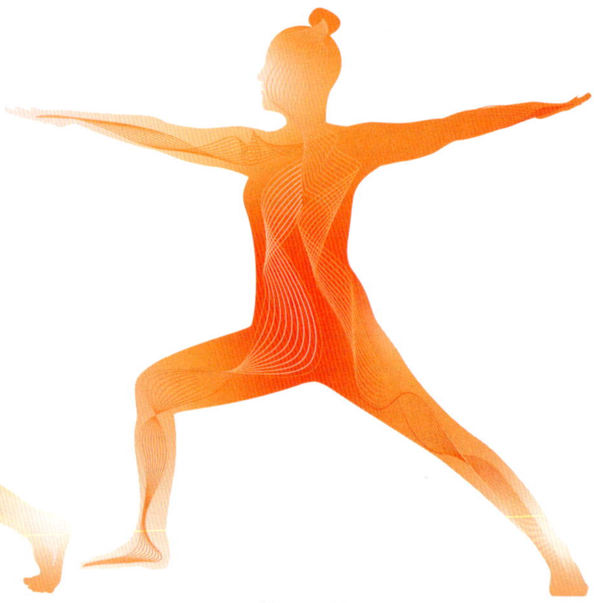

Zweiter Krieger

ÜBUNG

FLOW MIT ERSTEM UND ZWEITEM KRIEGER: NUTZE DIE KRAFT DEINES ATEMS, UM IN LEICHTIGKEIT PRÄSENT ZU SEIN

- Zunächst der erste Krieger: Stelle dich an den Anfang deiner Matte und mache mit dem rechten Fuß einen großen Schritt nach hinten.
- Stelle Zehen und Ballen auf und lass deine Ferse in der Luft, sie gibt deinem Beckenboden Kraft und eine unbeschreibliche Energie.
- Beuge dein vorderes linkes Knie und nimm den stabilen Halt durch dein linkes Bein wahr.
- Mit der nächsten Einatmung hebe beide Arme gestreckt über deinen Kopf und atme ein paarmal tief ein und aus.
- Baue eine dynamische Bewegung ein: Nimm mit der Einatmung die Arme hoch über deinen Kopf – deine Schultern bleiben entspannt – und mit der Ausatmung lass deine Arme wieder neben deinen Oberkörper sinken.
- Wiederhole das ein paarmal.
- Nun wechsle in den zweiten Krieger: Dreh deinen hinteren Fuß um 90 Grad zum vorderen Fuß, sodass die Ferse zum Boden kommen kann.
- Breite deine Arme seitlich auf Höhe deiner Schultern wie zwei große Flügel aus, der linke Arm zeigt nach vorn, der rechte nach hinten.
- Blicke fokussiert und gleichzeitig weich über deinen linken Handrücken nach vorn.
- Atme aus. Mit deiner nächsten Einatmung drehst du den hinteren Fuß wieder mit der Ferse nach oben, die Zehen zeigen nach vorn, und kommst in den ersten Krieger zurück.
- Hebe die Arme über den Kopf und lass dein Herz weit werden.
- Ausatmend kommst du zurück in den zweiten Krieger, in dem du den hinteren Fuß wieder um 90 Grad drehst, bis die Ferse auf dem Boden steht.
- Breite deine Arme großzügig aus, der linke Arm zeigt nach vorn, der rechte nach hinten. Blicke auf den Handrücken.
- Wechsle mit kraftvoller und zugleich entspannter Atmung wie beschrieben zwischen diesen beiden Haltungen. Lass es fließen.
- Nach ca. zwei Minuten wechsle die Seite: Stell den linken Fuß nach hinten etc., fließe wieder zwischen dem ersten und zweiten Krieger.
- Stelle abschließend mit einem großen Schritt den rechten Fuß neben den linken an den Anfang deiner Matte und nimm dir einen Moment, um nachzuspüren. Erde dich und spüre dem Nachhall dieses kleinen Flows nach.

ANATOMISCHE EFFEKTE:

Durch diese Haltungen wird deine komplette Körperstruktur gestärkt und ins Gleichgewicht gebracht. Deine Hüftregion wird durchblutet und geweitet. Die im Alltag durch vieles Sitzen und Stehen zu eng gehaltenen Hüftgelenke werden geöffnet und beweglicher. Die Rumpfmuskulatur wird gestärkt, weil sie das Gleichgewicht deines Körpers während der fließenden Bewegungen halten muss. Deine Wirbelsäule erfährt eine dehnende Seitneigung und muskuläre Dysbalancen werden durch die beidseitig ausgeführten Bewegungen ausgeglichen. Dein Gleichgewicht verbessert sich, gleichzeitig erhält dein Unterbewusstsein die Botschaft, dass du dich auf deinen festen Stand verlassen kannst, auch wenn du in Bewegung bist. Die Muskulatur in deinen Füßen, in deinen Beinen und deinem Becken wird aktiviert, und es entsteht ein dynamisches Zusammenspiel der Muskelketten im ganzen Körper. Die tiefe Atmung in Kombination mit den ausgedehnten Bewegungen weitet deine Rippen und die Lunge kann sich voll entfalten. Dein Herz-Kreislauf-System wird aktiviert und gestärkt. Dein Gedächtnis verbessert sich und deine Sinne werden durch die Balanceübungen geschärft. Deine Tiefensensibilität, die Wahrnehmung von Reizen aus deinem Körperinneren, erhöht sich. So bedingt das äußere Gleichgewicht das innere Gleichgewicht und umgekehrt.

YOGATHERAPEUTISCHE EFFEKTE:

Dies sind die Botschaften dieses kleinen Flows: Präsent sein und mit weitem Herzen dein Ziel im Auge behalten, ohne egoistisch zu sein. Einerseits ausweichen und den Weg freimachen, andererseits im Herzen weit bleiben und jede Seite bewusst integrieren. Wachse zum Himmel und erinnere dich daran, wo du herkommst. Verbinde die Kraft des Bodens mit den Möglichkeiten des weiten Raums, atme und fließe durch diese helden- und tugendhaften Übungen hindurch.

ENERGETISCHER EFFEKT AUF DAS SAKRALCHAKRA:

Dein zweites Chakra wird energetisiert und in die Bewegung eingeladen. Es darf sich von Prana durchfluten lassen. Dieses Energiezentrum liebt Bewegung, weich und fließend, und stimmt mit ein. Du wirst Wärme spüren und ein Gefühl wahrnehmen, dass dieser kleine Flow plötzlich von allein geht. Ohne Anstrengung. Das übernimmt die Energie deines Chakras. Fließen lassen, dabei eine meditative Erfahrung machen und kreieren. Wenn andere Bewegungen miteinfließen möchten, dann lass es geschehen. Bewege dich weich im Fluss deines Atems und genieße.

BLICK AUF DEINE NIEREN:

Deine Nieren werden massiert, erwärmt, durchblutet und in ihrem Dienst, den sie für dich leisten, unterstützt. Dieses feine Bewegen, das tiefe Atmen versorgt deine Nieren mit Kraft und Energie. Sie wachen regelrecht auf und werden durchströmt von Prana, frischer Lebenskraft, die es ihnen leicht macht, ihre Arbeit zu leisten.

Verbinde dich bewusst und tief mit deiner Nierenkraft, deiner Beckenkraft und werde von Bewegung zu Bewegung weicher und sinnlicher. Atme während der Übung tief in sie hinein. Dankbar, bescheiden, wertschätzend.

Nimm immer wieder deine Atmung wahr: Fließt sie weich oder stockt sie? Meistens halten wir in angespannten, unsicheren Momenten die Luft an. Bleibe aufmerksam und schicke einen freien Atemzug durch dich hindurch.

Als Nächstes erwartet dich ein kleiner Flow mit dem zweiten und diesmal dem friedvollen Krieger. Der zweite Krieger möchte dich an deine Strahlkraft erinnern. Mit ausgebreiteten Armen und einem sicheren Stand ermöglicht er dir, deinen Fokus zu halten und die Energie durch dich hindurchfließen zu lassen, in der Gewissheit, dass dir deine Kraft nicht verloren geht. Der friedvolle Krieger besticht durch gütigen Rückzug und Geschehenlassen. Er hat eine gute Erdung und kann sich gleichzeitig in der Gewissheit zurücklehnen, dass das Leben es gut mit ihm meint.

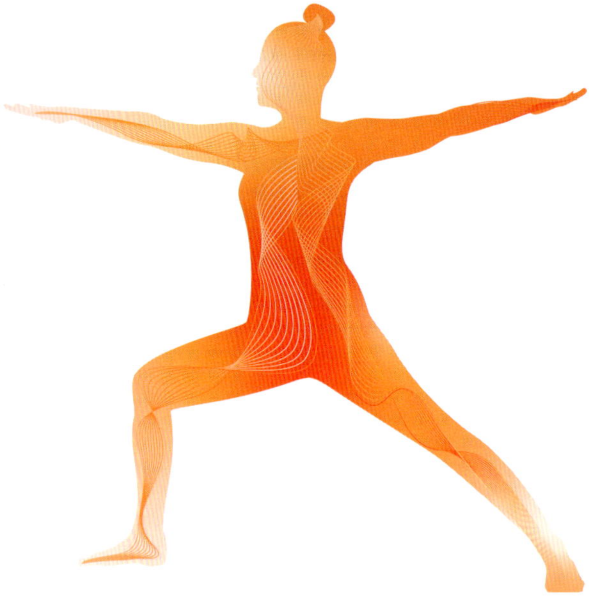

Zweiter Krieger

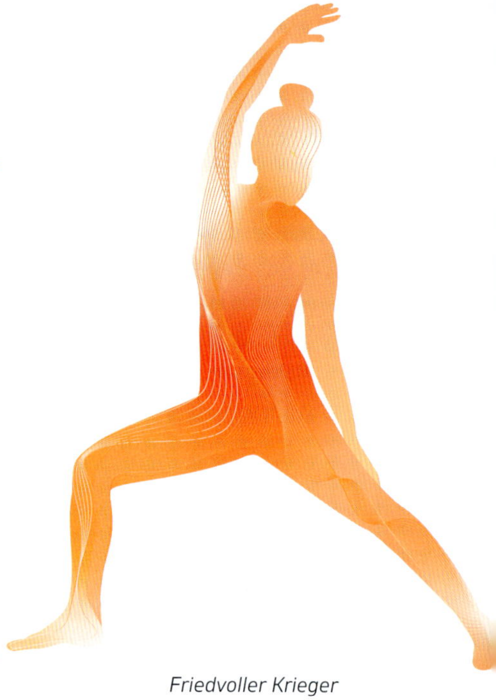

Friedvoller Krieger

ÜBUNG

FLOW MIT DEM ZWEITEN UND DEM FRIEDVOLLEN KRIEGER: GENIESSE DEN RÜCKZUG, UM ERFRISCHT ZURÜCKZUKEHREN

- Komm aus dem aufrechten Stand am Anfang deiner Matte in den zweiten Krieger (siehe Seite 73), indem du mit dem rechten Fuß einen großen Schritt nach hinten machst.
- Drehe den rechten Fuß um 90 Grad nach vorn, sodass die Ferse am Boden steht.
- Breite deine Arme in Höhe deiner Schultern aus, spreize deine Finger. Atme aus.
- Mit deiner nächsten Einatmung neigst du dich weich in eine Seitbeuge, sodass dein linker Arm nach oben zieht und deine Fingerspitzen zur Decke zeigen.

Dein rechter Arm legt sich hinten außen auf deinen rechten Oberschenkel. Dein Blick ist auf die Hand am Oberschenkel gerichtet.

- Atme aus und komme zurück in den zweiten Krieger, indem du dich wieder aufrichtest und die Arme nach vorn und hinten ausstreckst. Lass dein vorderes Knie gebeugt.
- Atme ein und neige dich wieder weich nach hinten in den friedvollen Krieger.
- Fahre im Fluss deiner Atmung fort und nimm wahr, was geschieht. Im zweiten Krieger hältst du den Fokus zielgerichtet nach vorn über deinen Handrücken und bist präsent, wach und da. Dann ziehst du dich in den friedvollen Krieger zurück, gibst nach, lässt geschehen und kommst weicher als zuvor mit der inneren Gewissheit um deine Stärke zurück.
- Wiederhole, atme, lasse geschehen und genieße den immer leichter werdenden fließenden Übergang.
- Dann komme abschließend in den zweiten Krieger, drehe den Fuß, sodass die Ferse vom Boden abhebt, und gehe mit dem rechten Fuß einen Schritt nach vorn zum Anfang der Matte.
- Wechsle aus dem aufrechten Stand auf die andere Seite, indem du mit dem linken Fuß einen großen Schritt nach hinten machst. Bewege dich im Fluss deiner Ein- und Ausatmung elegant und immer freier werdend.
- Übe, solange es sich für dich gut anfühlt, aber mindestens zwei Minuten.
- Lasse abschließend aus dem zweiten Krieger die Arme weich nach unten sinken, neben deine Hüften.
- Dreh den hinteren Fuß gerade nach vorn, beuge dein Standbein und dann beschließe die Übung mit dem Schritt des hinteren Fußes zum vorderen.
- Gib dir einen Moment, um im Stehen nachzuspüren, gern mit geschlossenen Augen.

ANATOMISCHE EFFEKTE:

Die anatomischen Effekte dieses Flows sind dieselben wie beim vorherigen Flow (siehe Seite 74).

YOGATHERAPEUTISCHE ASPEKTE:

Sich immer nur zu einer Seite zu neigen, lässt einen einseitig werden. Im Denken, im Fühlen, im Handeln. Hier hast du beide Seiten zu bedienen und erhältst beide Blickwinkel- und Erlebensperspektiven. Einmal darfst du unendlich nachgeben und zurückziehen (das tut so gut) und dich dann auch wieder präsent und fokussiert in deiner vollen Größe zeigen.

ENERGETISCHE EFFEKTE AUF DAS SAKRALCHAKRA:
Energetisch sind die Effekte identisch mit dem vorherigen Flow (siehe Seite 74).

BLICK AUF DEINE NIEREN:
Auch hier schau bitte beim vorherigen Flow nach, deine Nieren profitieren hier auf die gleiche Weise (siehe Seite 75).

Die folgende Schulterbrücke ist eine der am stärksten aktivierenden Übungen, die ich kenne und seit Jahren gerne übe, sie ist fester Bestandteil aller meiner Yogaklassen. Sie dehnt unsere Körpervorderseite und macht uns durchlässiger und weicher. Gleichzeitig nutzt sie die Energie unserer Rückseite für neue vitalisierende Schubkraft. Die Schulterbrücke eignet sich auch, um das fünfte Chakra zu aktivieren (siehe Seite 138).

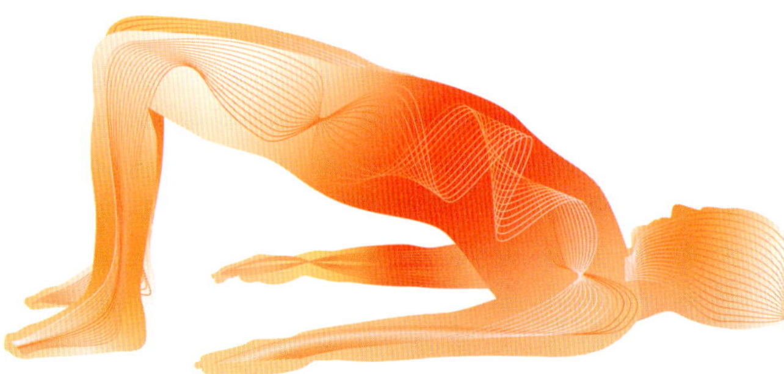

Schulterbrücke

ÜBUNG

SCHULTERBRÜCKE: SPÜRE DIE KRAFT IN DEINEN NIEREN

- Lege dich auf den Boden und stelle beide Füße so auf, dass zwischen den Knien etwas Platz bleibt – so viel, dass ein Tennisball dazwischen passen würde. Die Fersen sind vom Gesäß eine knappe Fußlänge entfernt.
- Lege deine Arme neben deinen Körper. Atme aus.
- Mit der Einatmung hebe dein Gesäß an, bis deine Leisten sich weit und frei anfühlen. Deine Körperrückseite wird stark und hebt dich aus der Kraft all ihrer Erfahrungen an. Deine Nieren bekommen gleichzeitig einen großen Schub an Energie. Bitte lass deinen Nacken gerade liegen und lege den Kopf nicht auf ein Kissen oder etwas Ähnliches, so geht es deiner Halswirbelsäule gut.
- Mit deiner Ausatmung rolle dich Wirbel für Wirbel wieder zum Boden ab.
- Atme ein, heb deinen Rücken an, und mit deiner Ausatmung lass dich vom oberen Rücken wieder sinken.
- Wiederhole den Bewegungsablauf im Fluss deiner Atmung und werde immer durchlässiger und geschmeidiger.
- Nimm wahr, wie gut es tut, deine Körpervorderseite zu weiten, die Rückseite in die pure Kraft zu bringen und auch alles wieder loszulassen.
- Komme nach zwei bis drei Minuten in die Rückenlage, zieh deine Beine zu dir heran oder schließe die Schmetterlingsübung an (siehe auch Seite 81): Lege die Fußsohlen aneinander und lasse die Knie nach außen unten sinken. Wenn die Innenseiten deiner Oberschenkel zu sehr ziehen, lege deine Knie ab, auf Blöcke, Kissen oder eine gefaltete Decke. Die Hände kannst du neben den Körper oder auf die Innenseiten der Oberschenkel legen.

ANATOMISCHE EFFEKTE:

In dieser Haltung wird deine komplette Körperrückseite gekräftigt, die Beinrückseiten, das Gesäß und der Rücken. Deine Körpervorderseite erfährt Dehnung und deine Leisten sowie dein Brustraum werden geweitet. Deine Fußmuskulatur wird gekräftigt, und nicht nur deine Nieren, sondern alle Bauchorgane und deine Lunge werden stimuliert. Die Schulterbrücke löst Verspannungen in deinen Muskeln und gleicht dein Nervensystem aus. Durch die Kraft deiner Rückenmuskulatur erfahren dein ganzer Körper und dein Geist einen Schub an Vitalität.

Wichtig: Es geht nicht darum, wie hoch du dein Becken heben kannst. Es geht einzig und allein darum, dass du da bist, dass du dich mit dieser Übung körperlich, seelisch-geistig, energetisch und emotional verbindest.

YOGATHERAPEUTISCHE EFFEKTE:

Die Schulterbrücke lädt dich ein, dich auf den Weg zu machen, die Kraft des Bodens und der Erde zu nutzen, deine kreativen Kräfte zu mobilisieren und Stück für Stück in die Höhe aufzusteigen. Sammle und entwickle Kraft über deine Körperrückseite und bringe Durchfluss in deine Nieren- und Beckenregion, dann wird dein Leben fließend leicht.

ENERGETISCHE EFFEKTE AUF DAS SAKRALCHAKRA:

Dein zweites Chakra wird vitalisiert und energetisiert. Es löst sich durch diese Haltung der Weite und Dehnung deiner Oberschenkelvorderseite ein möglicher energetischer Stau in deiner Leistenregion und gibt den maximalen Pranadurchfluss in Richtung Nieren und tiefem Beckenraum wieder frei. Durchflute dein zweites Chakra mit sprudelnder und freudvoller Energie. Dieses Energiezentrum liebt Kraft und Durchhaltevermögen, so bleibe zwei Atemzüge länger in der Haltung. Ohne Anstrengung. Das übernimmt die Energie deines Chakras. Fließen lassen, dabei eine meditative Erfahrung machen, spüre dich weich im Fluss deines Atems und genieße.

BLICK AUF DEINE NIEREN:

Deine Nieren werden massiert, erwärmt, durchblutet und bei ihrem Dienst, den sie für dich leisten, unterstützt. Durch tiefes Atmen kommen deine Nieren in ihre Kraft und Energie. Sie wachen regelrecht auf und werden durchströmt von Prana, frischer Lebenskraft, die es ihnen leicht macht, ihre Arbeit zu leisten.
Verbinde dich bewusst und tief mit deiner Nierenkraft, deiner Beckenkraft und werde von Bewegung zu Bewegung weicher und sinnlicher. Atme während der Übung tief in sie hinein. Dankbar, bescheiden, wertschätzend.
Nimm deine Atmung wahr: Fließt sie weich oder stockt sie? Meistens halten wir in angespannten, unsicheren Momenten die Luft an. Bleibe aufmerksam und schicke wieder einen freien Atemzug durch dich hindurch.

Zum Abschluss eine Übung zum Ausgleich und zur Entspannung. Es heißt, dass wir die Oberschenkelinnenseiten täglich dehnen sollten, um die hier angestaute Spannung umzuwandeln in kreative und schöpferische Kräfte. Na, dann los!

ÜBUNG

SCHMETTERLING: AUSGLEICHSHALTUNG UND RUHEPAUSE

- Leg dich auf den Rücken und leg deine Hände auf deinen Bauch.
- Stell beide Füße auf und lass dann deine Knie langsam nach außen sinken.
- Bring deine Fußsohlen zusammen und liege einfach nur da. Deine Atmung fließt weich ein und aus.
- Wenn du etwas mehr möchtest, dann hebe und senke deine Knie mit luftig leichten Schmetterlingsflügelschlägen auf und ab. Spüre diese Bewegung, nimm wahr, was geschieht, wenn du ein wenig dabeibleibst.
- Irgendwann wirst du merken, dass die Bewegung langsamer wird, dann lass sie ausgleiten, liege einfach nur da und spüre nach.

Achte auch im Schmetterling auf deine Atmung und lasse sie durch dich hindurchfließen.

TIPPS FÜR DAS ZWEITE CHAKRA

Fühle die Fülle in allen Dingen. Trinke genug Wasser. Faste.

Verbinde dich mit dem Element Wasser, geh tanzen, schmecke bewusst all das, was du isst und trinkst. Lass dir alles – dein wertvolles Leben – regelrecht auf der Zunge zergehen. Genieße.

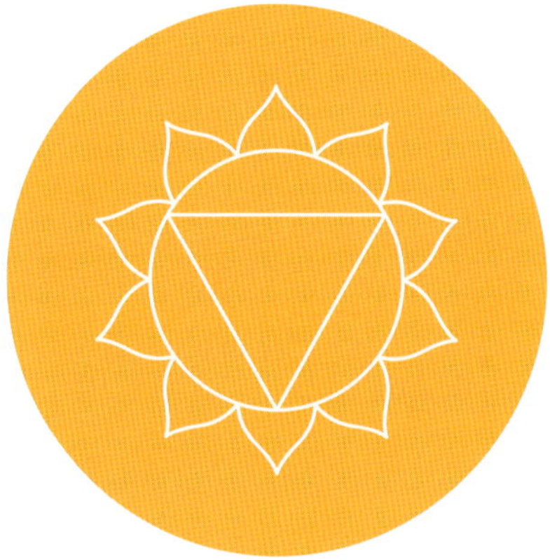

DAS DRITTE CHAKRA

MANIPURA CHAKRA

Dein drittes Chakra hat seinen Sitz unterhalb des Rippenbogens und oberhalb des Nabels. Es steht mit dem Solarplexus, dem Nervengeflecht in Sonnenform, in enger Verbindung. Es leuchtet sonnengelb und steht für dein Selbstverständnis als Person mit deiner ganzen Kraft und Macht. Hier sitzen deine Persönlichkeit und deine Verantwortung, deine gesunde Grenzsetzung und deine Ausgeglichenheit. Hier kommst du in deine Kraft oder fällst in dir zusammen, verlierst die Kontrolle, hast Angst. Angst vor Wut, Versagen und Kritik.

WO DEINE KRAFT ENTSPRINGT

Dein drittes Chakra ist deine feurige Kraftquelle. Aus ihm erwachsen dein Mut, deine Ausdauer, deine Disziplin, dein Durchhaltevermögen. Deine innere Stärke und deine Macht haben ihr Zuhause im Manipura Chakra und hier sitzt die reine Kraft der Unendlichkeit. Alle Themen und Bereiche, für die du deine Kraft einsetzt, werden vom dritten Chakra gespeist. Sei es die Kraft, an einer Sache, für die es sich lohnt, dranzubleiben und deine ganze Energie einzusetzen, oder sei es die Stärke, es gut sein zu lassen und nicht länger deine Kraft und Energie zu vergeuden. Frage dich: Wie ziehst du etwas durch? Gibst du leicht auf? Bittest du um Hilfe oder kämpfst du allein im Sturm, bis du nicht mehr kannst? Wofür setzt du deine Kraft ein, und wofür brennst du, wann scheint dein Licht, deine innere Sonne? Deine ganze pure Entschlossenheit liegt hier, unterhalb des Rippenbogens und umfasst dein Selbstverständnis als Person, stärkt deine Selbstsicherheit und schenkt dir ein dynamisches und aktives Lebensgefühl ohne Egospielchen.

Sinn

Dem Manipura Chakra sind der Sehsinn und die Muskeln als Handlungsorgane zugeordnet. Wenn du deine Augen nach einer Übung schließt, um nachzuspüren, spanne kurz ein paar Muskeln an. Nein, nicht die in deinem Gesicht, nicht die Zornesfalte, sondern die Muskeln in deinem Bauch, in die dein Sonnengeflecht eingebettet ist. Oh, und da kommen sofort wieder ein Stirnrunzeln und die Antwort: »Ich hab doch keine Bauchmuskeln und erst recht kein Sixpack« – da muss ich grinsen: Bauchmuskeln hast du genauso wie ich, sonst würdest du schlichtweg zusammensacken. Das Sixpack sieht bei Beachboys nett aus, ihre harte Schale macht Eindruck. Wenn wir aber hinter die Fassade schauen, dann sind doch auch Muskelprotze zarte Wesen, oder? Ich brauche ehrlich gesagt kein Sixpack, denn ich muss nicht nach außen zeigen, dass ich innerlich stark bin.

Element und Farbe

Das dritte Chakra ist dem Element Feuer zugeordnet. Dieses Element ist energiegeladen, freiheitsliebend, stark wie ein Löwe und spendet Wärme und Licht. Der bedeutendste leuchtende Feuerball ist die Sonne. Das Universum möchte dich über das Manipura Chakra an die Sonne in dir erinnern. Dein Licht darf feurig sein und sich für das Wohlergehen der Menschen, dich eingeschlossen, und der Welt einsetzen. Du darfst siegen, ohne kämpfen zu müssen, und das Leben als Bühne sehen, ohne

andere »Figuren« zu missachten, zu verletzen oder gar zu zerstören. Bringe Entwicklungen in Gang, die allen dienen, begeistere dich für das Wohlwollende und Lebensbejahende, und dein Feuer wird nie ausgehen.
Diesem Chakra ist die Farbe Gelb zugeordnet und es schwingt in derselben Frequenz. Du kannst es stimulieren, indem du dich mit dieser Farbe, gern auch in verschiedenen Nuancen, verbindest. Und ob du willst oder nicht, ob es dir bewusst ist oder nicht: Sobald dein Auge etwas Gelbes sieht, springt dein drittes Chakra an! Hast du auch etwas in dieser Farbe in deinem Schrank oder als Dekoration in deinem Zuhause? Und wusstest du, dass Gelb in vielen Kulturen für das Heilige und Schöne steht? Die Grundenergie dieses Zentrums ist gelassene Stärke.

Nahrungsmittel

Und die Nahrungsmittel für dieses Chakra? Natürlich: Zitronen, sauer macht lustig, oder? Und noch so einiges mehr wie gelbe Paprika, Mais, Linsen und Bananen.

Körperliche Entsprechung

Im Ayurveda wird die Kraft, die die Verdauung antreibt, nach der Göttin des Feuers *Agni* genannt. Die Verdauung und der Stoffwechsel in unserem Körper sind eng miteinander verknüpft. Das Verdauungsfeuer treibt den Metabolismus (Stoffwechsel) an. So sind dieses Feuer und die transformative Kraft des lebensnotwendigen Stoffwechsels auch im psychischen Sinne die körperliche Entsprechung für das mächtige und in strahlendem Gelb schwingende Manipura Chakra. Eine gut funktionierende Verdauung und ein gesunder Stoffwechsel sind die Garantie für ein gesundes Selbstbewusstsein und das Vertrauen in die eigene Kraft und Zuversicht.

Bija-Mantra

Das zum Manipura Chakra gehörende Bija-Mantra ist RAM. Wenn du diese Silbe chantest, also laut oder in Gedanken singst, regst du die Nadis (die feinsten Energieleitbahnen, siehe Seite 21) an, sodass Energie nicht nach unten verloren geht, sondern nach oben aufsteigen darf. Und darüber hinaus versorgst du dein drittes Chakra mit Energie.

Menschen mit ausgeglichen schwingendem drittem Chakra …

… sind reife Persönlichkeiten mit einem gesunden Selbstwertgefühl, die um ihre Stärken und um ihre Schwächen wissen. Sie brennen für das, was sie tun, sie lieben Herausforderungen, ohne übermächtig zu sein, und verwirklichen ihre Ziele trotz Hindernissen. Sie übernehmen Verantwortung und sind gelassen, sich ganz der Kraft in ihrer Mitte bewusst. Sie sind nervenstark, ihr Solarplexus (das Sonnennervengeflecht) bleibt auch in Stresssituationen ruhig und ausgeglichen. Sie geben sich selbst und auch ihren Mitmenschen ein aufrichtiges Gefühl von Sicherheit. Kennst du eine solche Person? Kannst du das über dich selbst sagen?

Menschen mit zu hoch schwingendem drittem Chakra …

… haben oft unkontrollierte Gefühlsausbrüche, leiden unter Kontrollwahn und spielen ihre Macht aus, ohne Rücksicht zu nehmen. Sie essen oft zu schnell, zu scharf, zu heiß – obwohl sie sich besser herunterkühlen sollten. Sie manipulieren andere und haben oft einen falschen Stolz. Sie sind überheblich und denken nur an sich.

Menschen mit zu niedrig schwingendem drittem Chakra …

… sind oft verzweifelt, mutlos und überfordert. Sie fühlen sich schnell als Opfer, sind neidisch und verbittert. Sie gehen Problemen aus dem Weg und verfallen in Selbstmitleid. Sie nörgeln oft.

Psychische Auswirkungen: Versagensangst, Angst vor Kritik, Angst, die Kontrolle zu verlieren.

Physische Sichtweise: Körperlich zeigen sich bei zu niedrig wie zu hoch schwingender Energie in diesem Bereich oft Magenschmerzen, Magenverstimmungen, Verdauungsprobleme, Sodbrennen, Gallensteine, Blutzuckerschwankungen, Diabetes mellitus, Entzündungen der Muskeln, Entzündungen der Organe im Bereich des dritten Chakras.

ASPEKTE: MANIPURA CHAKRA

Name: Manipura Chakra, Feuerzentrum, Solarplexus-Chakra, drittes Energiezentrum

Sitz: Im Bereich des Solarplexus, unterhalb des Rippenbogens, oberhalb des Bauchnabels

Farbe: Gelb

Element: Feuer

Sinn: Sehsinn

Handlungsorgan: Muskeln

Körperliche Entsprechung: Verdauung und Stoffwechsel

Zugehöriges Organ: Magen, Leber, Bauchspeicheldrüse

Nahrungsmittel: Proteine, wärmende/kühlende Nahrungsmittel, Chili, Ingwer, Fenchel, Kümmel, Anis

Tiersymbol: Widder, Steinbock

Aroma: Zitrone, Strohblume, Anis, Grapefruit

Edelstein: Tigerauge, Citrin

Lebensthemen: Innere Kraft und Stärke, inneres Feuer, Temperament, Leidenschaft, Begeisterung, Disziplin, Macht, Mut, Willensstärke, Durchsetzungsvermögen

Bija-Mantra: RAM

DAS DRITTE CHAKRA UND SEINE ORGANE: DIE BOTSCHAFT DES MAGENS, DER LEBER UND DER BAUCHSPEICHELDRÜSE

Unser drittes Chakra beeinflusst alle Organe und Bereiche unseres Körpers, die in der Körpermitte zu finden sind. Hier bekommst du gleich drei Organe präsentiert, auf die du deine Aufmerksamkeit richten darfst: Magen, Leber und Bauchspeicheldrüse. Doch auch Galle, Milz, die Lendenwirbelsäule mit Übergang zur Brustwirbelsäule, der Darm und die Augen – der dazugehörige Sehsinn möchte dich einladen, nach innen zu schauen und deinem Bauchgefühl mehr zu vertrauen – gehören ebenso dazu. Plus: Unsere Muskeln, ob zu stark, zu schwach, unter- oder überfordert, außerdem deine Bänder und Sehnen, die Halt geben, Stärke zeigen oder eben zu schwach sind.

BIO-FACTS: MAGEN

- Der Magen ist 20 bis 30 cm lang und hat ein Fassungsvermögen von ca. 1 bis 1,5 Liter.
- Er befindet sich im oberen Bauchbereich, direkt unter dem Zwerchfell.
- Mithilfe von Magensäure und Enzymen verdaut er Nahrung und zersetzt sie in verwertbare Nährstoffe.
- Vom Magen wird die Nahrung in den Dünndarm weitergeleitet.
- Zudem produziert er die Magensäure, die Proteine aus der Nahrung aufspaltet, sowie das Verdauungsenzym Pepsin, das Proteine abbaut.

Unser Magen ist es, der alles auffängt, was wir schlucken, was wir essen und trinken, alle natürlichen und verarbeiteten Nahrungsmittel kommen hier an, bevor sie weitertransportiert werden. Auch unsere Emotionen landen zuerst im Magen – nicht umsonst spricht der Volksmund davon, dass uns etwas »im Magen liegt« oder »auf den Magen schlägt«. Frage dich: Wie oft schluckst du etwas herunter? Wie oft lehnst du dich zurück, verschränkst die Arme über deinem Bauch oder ziehst dich wütend zurück? Der Magen ist der Ablageort deiner Sehnsüchte, deiner Wünsche und auch deiner Ängste. Er ist oft ein Schwachpunkt, an dem sich sehr viel ablesen lässt, und ein Sensor, wenn etwas nicht stimmt und unser Unterbewusstsein uns schützen möchte. Noch mehr Fragen tauchen hier auf: Bist du dir deiner Kraft bewusst? Und wie setzt du sie ein? Gehst du mit Ellbogen durch deinen Alltag wie ein Rammbock, der das Tor der Festung einschlagen möchte? Vertraust du deinem Bauchgefühl? Schaust du in dich hinein? Wenn sich dein Magen eng macht oder dort die Schmetterlinge flattern, lässt du dich leiten von diesen Botschaften? Nein? Es würde sich sehr lohnen. Denn wenn du lernst, auf deinen Magen zu hören, lernst du, dir zu vertrauen.

Unser Magen behält die Nahrung, die wir zu uns nehmen, für ein bis zwei Stunden (Schwerverdauliches wie Fleisch für fünf bis sechs Stunden) und gibt sie dann an den Darm ab. Das bedeutet für deine Emotionen: Sie werden ebenfalls gehalten, und es besteht genauso die Möglichkeit, sie wieder loszulassen. Du kannst sie zum Kehlkopfchakra fließen lassen, also deine Emotionen benennen und aussprechen, was gerade zu viel ist. Oder du kannst sie in Richtung der beiden unteren Chakras fließen lassen, damit sie bestenfalls ausgeschieden werden. Frage dich: Was kannst du aufnehmen und annehmen? Was oder wer nährt dich? Was schadet dir oder auch anderen in deinem Umfeld? Was konsumierst du? Dein Magen spiegelt dir, wie du emotional mit dem umgehst, was dir begegnet. Finde das »Dunkle«, das dein Magen dir zeigen möchte, und wage es, dich ihm zu stellen.

BIO-FACTS: LEBER

- Die Leber wiegt ca. 1,5 kg und ist ca. 20 cm lang.
- Sie sitzt unter dem rechten Rippenbogen.
- Als größtes Organ, größte Drüse und das zentralste Stoffwechselorgan verarbeitet sie Nährstoffe aus der Nahrung und baut Toxine ab.
- Die Leber produziert lebenswichtige Gallenflüssigkeit zur Fettverdauung, speichert Vitamine, Zucker und andere Nährstoffe und gibt sie bei Bedarf frei.

- Sie stellt die Bausteine für die Bildung der Sexualhormone zur Verfügung und ist an der Regulation des Blutzuckerspiegels beteiligt.
- Außerdem filtert sie Schadstoffe aus dem Körper heraus und sorgt für den Abbau alter Blutzellen.
- Ca. 2000 Liter Blut werden täglich durch die Leber gepumpt.

Als größte Drüse unseres Körpers und wichtigstes Stoffwechselorgan filtert und entgiftet die Leber all das, was uns nicht guttut. Sie hat einen immensen Speicher und gilt als unser lebenswichtigster Transformator. Dieses Organ ist bestens durchblutet und regeneriert sich auf unglaubliche Weise. Sie wandelt Giftstoffe um und leitet sie aus – und übrigens: Alkoholabbau kommt für sie immer an erster Stelle, bevor sie sich an die anderen Bestandteile wie Zellreste, abgestorbene Blutplättchen, Bakterien etc. macht. Die Leber speichert auch Vitamine, Mineralstoffe und Fette. Sie steht für unsere unbändige Lebenskraft, da sie unseren Lebenssaft, das Blut, transformiert, sie reinigt uns energetisch. Somit steht dieses Organ für deine Transformation, für Anpassung und/oder Veränderung. Die Leber ist quasi nachdenklich, sie sinniert und wägt ab, prüft ständig, was ist gut, was tut gut; was ist schlecht, was bekommt dir nicht. Sie ist daran interessiert, dich von vergifteten Gedankenmustern und Emotionen zu befreien, die sich über lange Zeit angestaut haben, weil du dich geweigert hast (bewusst oder unbewusst), die alten Dinge auf den Tisch zu bringen, anzusehen, zu bearbeiten und aus deinem System zu entlassen. Interessant in diesem Zusammenhang: Laut TCM, der Traditionellen Chinesischen Medizin, sind die Augen eng mit der Leber verbunden.

BIO-FACTS: BAUCHSPEICHELDRÜSE

- Die Bauspeicheldrüse ist ca. 15 bis 20 cm lang und wiegt ca. 80 bis 100 g.
- Sie liegt hinter dem Magen quer im Oberbauch.
- Die Bauchspeicheldrüse produziert Verdauungsenzyme, die Fette, Eiweiße und Kohlenhydrate abbauen, sowie die Hormone Insulin und Glukagon zur Regulierung des Blutzuckerspiegels.
- Die Bauchspeicheldrüse ist essenziell für die Verdauung und die Aufrechterhaltung unseres Energiehaushalts.

Als drittes Shivaorgan, das wie der mächtige Hindu-Gott Shiva für Erneuerung und Zerstörung steht, kommt unsere Bauchspeicheldrüse ins Spiel. Sie liegt ebenfalls im Bereich des dritten Energiezentrums, deshalb möchte ich sie hier mit aufführen. Die Bauchspeicheldrüse als Organ der Selbstliebe produziert unsere Verdauungssäfte und deine Verdauungssäfte entsprechen deinem Gemütszustand. Sie werden auch »Liebessäfte« genannt. Die Bauchspeicheldrüse kann nur so viel (Liebes-)Saft produzieren, wie wir uns selbst auch lieben. Das empfinde ich als eine sehr spannende Sichtweise. Deine »Lichtdrüse« verarbeitet alle Genüsse, sie wird vom dritten Chakra gespeist und versucht stetig, die Balance im Körper (wieder)herzustellen – nicht nur deinen Blutzuckerspiegel zu regulieren, sondern auch deine emotionale Balance. Mittlerweile ist es wissenschaftlich erwiesen, dass zum Beispiel ein ständig schwankender Blutzuckerspiegel Depressionen auslösen kann ... Mal abgesehen von Heißhungerattacken.

Genau, plötzlich überkommt dich ein Gefühl von Wut, woher auch immer. Plötzlich bist du unnötig schlecht drauf. Plötzlich brauchst du Schokolade, ein Steak, einen Gin. Nein, nicht weil dich jemand geärgert hat, nicht weil du Hunger hast. Wahrscheinlich hat deine Bauchspeicheldrüse gedacht: »Jetzt ist gerade Ruhe, ich spreche mal mit dem Magen, und wir fangen an, ein Ärgernis von letzter Woche zu verarbeiten.« Die Schokolade wird das nicht regeln können, sie unterdrückt das Problem nur aufs Neue. Also, mach dir nichts vor, nimm nicht noch einen Drink und arbeite nicht noch eine Stunde länger. Löse dich aus dem Kreislauf von Täuschung und Selbsttäuschung und somit Zerstörung und setze deine Stärken für das Gute ein. Es lohnt sich, für dich und die Welt.

YOGA FÜR DAS MANIPURA CHAKRA: STÄRKUNG UND REINIGUNG

Was können wir jetzt tun, um unsere Energie in den mit dem dritten Chakra verbundenen Bereichen zu aktivieren, auszugleichen und zugänglicher zu werden?

Setz deine körperliche und mentale Stärke täglich für das Gute ein und merke dir: Du musst nicht alles allein schaffen. Verbinde dich mit dem Element Feuer, genieße die aufgehende Sonne als Einladung für einen neuen Tag und Erinnerung an deine innere Sonne, nimm die Juwelen in dir wahr und komm mit auf die Yogamatte. Ich habe ein paar Yogaübungen vorbereitet, die direkt auf den Bereich deines dritten Zentrums wirken.

Atme in allen Haltungen gründlich und tief. Werde dir bewusst: Mit der Einatmung erfüllt die Sonne deinen Körper mit neuen Energien und deinen Geist mit neuen Möglichkeiten. Mit dem Ausatmen verbrennt das Feuer alle Ängste, Sorgen, Stress und alles, was dir nicht mehr dienlich ist.
Zur Erinnerung: Zum Übungsablauf aller Asanas findest du über den QR-Code im Anhang (siehe Seite 175) Videos für die Chakras.

Die Heuschrecke ist eine der Übungen, die unsere Energie am stärksten aktiviert. Sie macht uns wach und vertreibt Schwäche, Enge und Schwere.

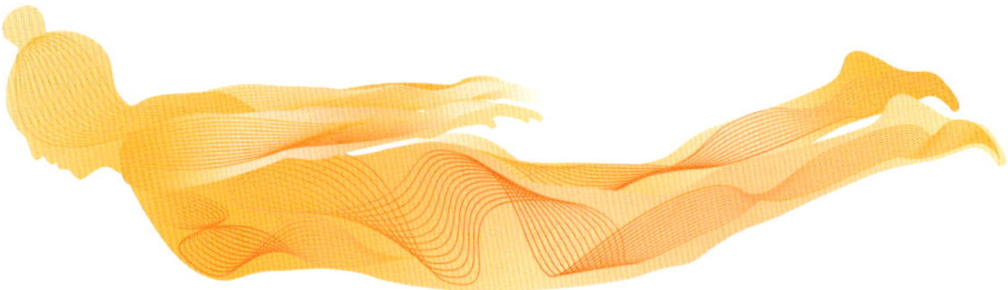

Heuschrecke

ÜBUNG

HEUSCHRECKE: STÄRKE DEIN NERVENSYSTEM, ENERGETISIERE UND REINIGE DEIN BLUT

- Lege dich auf den Bauch und lege die Arme neben deinem Körper ab.
- Deine Stirn berührt die Yogamatte. Atme ein.
- Mit deiner Ausatmung bringe Kraft in deine Körperrückseite und hebe einatmend deine Arme und Beine vom Boden ab.
- Ziehe die Schulterblätter zueinander und nimm wahr, dass sich dein Brustbein ebenfalls abhebt.
- Dein Kopf bleibt angehoben in Verlängerung deiner Wirbelsäule und du blickst nach unten auf den Boden.
- Zieh dich noch ein Stück höher und bleibe drei bis fünf Atemzüge in dieser Haltung.
- Dann lass dich entspannt auf den Boden zurücksinken und drehe den Kopf zu einer Seite.
- Spüre kurz nach, leg eine Schläfe auf der Matte ab und dann starte noch

einen zweiten (und gern auch einen dritten) Durchgang.

- Bleibe für mehr Atemzüge in dieser wundervollen das Nervensystem stärkenden Übung, wenn dir das guttut. Genieße es. Dann spüre im Liegen einen Moment nach.

Achtung: Diese Übung in Bauchlage ist in der Schwangerschaft nicht geeignet.

Als anschließenden Ausgleich empfehle ich dir die Kindhaltung – Balasana:

- Schiebe dich mit deinem Gesäß zurück auf deine Fersen, lass dein Herz weich in Richtung Boden sinken, schließe deine Augen und lasse die Stirn auf den übereinandergelegten Handrücken oder auf dem Boden ruhen.
- Schicke deine Atmung in deine Körperrückseite.

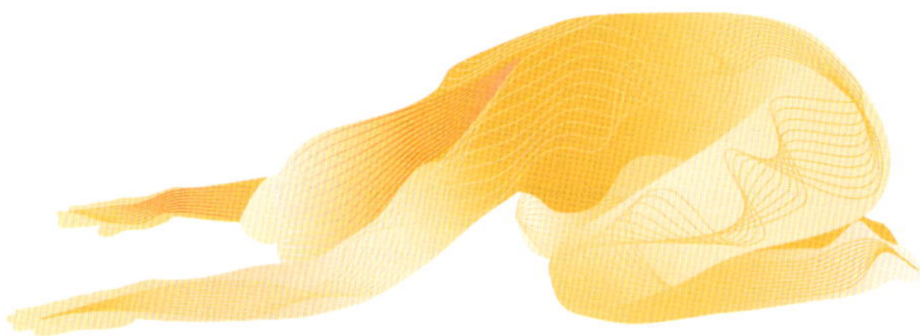

Kindhaltung

ANATOMISCHE EFFEKTE:

In dieser Haltung wird deine komplette Körperrückseite gekräftigt, von den Beinrückseiten über das Gesäß bis hin zu deinem Rücken. Die Körpervorderseite erfährt Dehnung und die Leisten sowie der Brustraum kommen in die Weite. So korrigierst du eine schlechte Haltung und mobilisierst deine Schultergelenke.
Die Heuschrecke löst Verspannungen der Brustmuskulatur und des Schultergürtels, sie regt die Verdauung an und stimuliert die inneren Organe. Mit dieser Haltung schaffst du wieder mehr Beweglichkeit im Übergang von der Lendenwirbelsäule zur Brustwirbelsäule und gleichst zusätzlich dein Nervensystem aus.

YOGATHERAPEUTISCHE EFFEKTE:

Diese Übung zeigt dir deine persönliche Kraft, sie lädt dich ein, dich auf den Weg zu machen, die Kraft des Bodens und der Erde zu nutzen, deine tiefen Kräfte zu mobilisieren und Stück für Stück aufzusteigen in die Höhe. Sammle und entwickle Kraft über deine Körperrückseite und lerne zu fliegen wie eine Heuschrecke über ein Feld.

ENERGETISCHE EFFEKTE AUF DAS SOLARPLEXUSCHAKRA:
Dein drittes Chakra wird vitalisiert und energetisiert und du bekommst Schubkraft auf allen Ebenen. Spüre den Energiefluss in deiner Körperrückseite und nutze diese Kraft, um noch etwas höher zu steigen. Durchflute dein drittes Chakra mit willensstarker Energie. Dieses Energiezentrum liebt Kraft und Durchhaltevermögen, bleib also für dein Chakra einfach noch zwei Atemzüge länger in dieser Haltung. Ohne Anstrengung. Das übernimmt die Energie deines Chakras. Fließen lassen, dabei eine meditative Erfahrung machen, spüre dich weich im Fluss deines Atems und genieße.

BLICK AUF MAGEN, LEBER UND BAUCHSPEICHELDRÜSE:
Magen, Leber und Bauchspeicheldrüse erhalten durch den vermehrten Pranafluss (Energiefluss) einen stärkenden und reinigenden Impuls. Sie werden massiert, erwärmt, durchblutet und bei ihrem Dienst, den sie für dich leisten, unterstützt. Durch tiefes Atmen kommen deine inneren Organe in ihre Kraft und Energie. Sie wachen regelrecht auf und werden durchströmt von Prana, frischer Lebenskraft, die es ihnen leicht macht, ihre Arbeit zu leisten.
Verbinde dich bewusst und tief mit den Kräften deiner Organe und werde von Atemzug zu Atemzug stärker und freier zugleich. Atme während der Übung tief in sie hinein. Dankbar, bescheiden, wertschätzend.
Nimm immer wieder deine Atmung wahr, bleibe aufmerksam und schicke wieder einen freien Atemzug durch dich hindurch.

Die liegestützähnliche Haltung der Planke fördert die Stabilität in deinem gesamten Körper. Was sich auf unseren Körper auswirkt, wirkt auch auf unseren Geist und umgekehrt. Die Planke vermittelt Stärke und Disziplin und hebt dein Energielevel sehr schnell an. Auch wenn du im ersten Moment denkst, dass du sie nicht lange halten kannst, bleib dran, und du durchbrichst deinen Irrglauben: »Ich habe keine Kraft, ich bin zu schwach.« Das gehört bald der Vergangenheit an, denn du kannst alles schaffen!

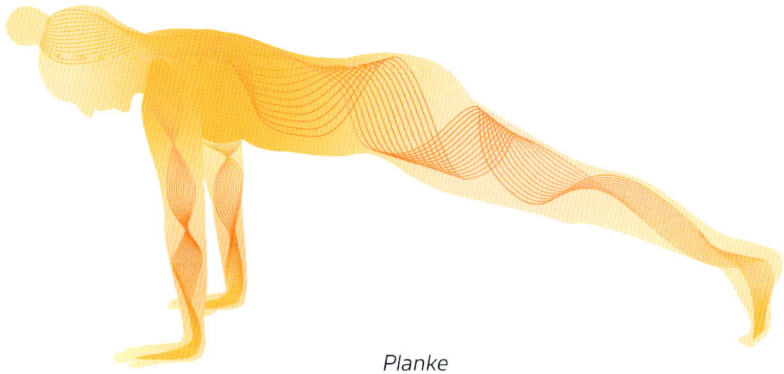

Planke

ÜBUNG

PLANKE: ENTDECKE DIE NABELKRAFT ALS DEINE PERSÖNLICHE KRAFT – DU ENTSCHEIDEST IMMER SELBST

- Komm in den Vierfüßlerstand. Von hier aus streck ein Bein nach dem anderen nach hinten aus und stelle die Zehen auf, sodass du in einer Liegestützhaltung ankommst.
- Bring Kraft in deine Arme, lass deinen Kopf in Verlängerung der Wirbelsäule, aktiviere deine Körpermitte und halte dich für drei bis fünf Atemzüge.
- Danach lege deine Knie entspannt auf dem Boden ab, begib dich kurz zurück in den Fersensitz und spüre nach.
- Wiederhole die Übung noch zweimal und probiere für dich aus, für wie viele entspannte Atemzüge du dieses kraftvolle Asana halten kannst, ohne wütend zu werden oder deine Stirn zu runzeln.
- Dann spüre im Fersensitz oder in Balasana (Kindhaltung, siehe Seite 91) einen Moment mit geschlossenen Augen nach.

Achtung: In der Schwangerschaft lass die Knie am Boden und fokussiere dich auf eine ruhige und entspannte Atmung.

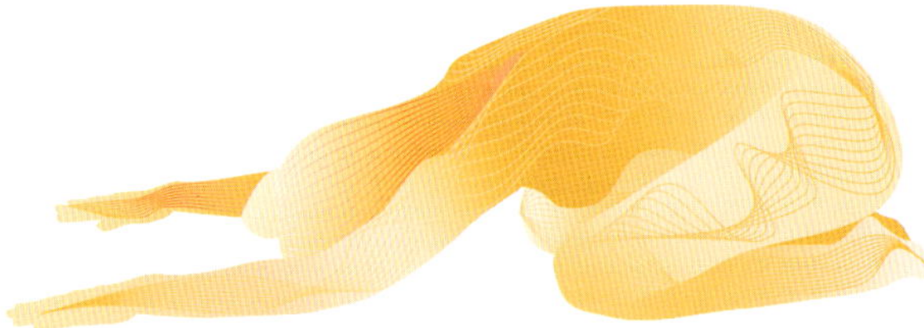

Kindhaltung

ANATOMISCHE EFFEKTE:

In dieser Haltung wird die gesamte Ganzkörpermuskulatur gekräftigt – Rumpf, Arme, Handgelenke, Hände und Finger, Beine, Sprunggelenke, Zehen, wirklich alles hilft zusammen. Es entsteht ein starkes Empfinden, ein Zusammenhalten aller Muskeln, ein Zusammenwirken aller Kräfte. So korrigierst du eine schlechte Haltung und baust ein besseres Körpergefühl auf.

YOGATHERAPEUTISCHE EFFEKTE:

Diese Übung zeigt dir deine persönliche Kraft, deine Nabelkraft. Mit und durch sie kannst du dich in einer gesunden Haltung zeigen und nährst deine Entschlossenheit und Disziplin. Die Planke stärkt dein Nervensystem und energetisiert dich. Du fühlst dich besser, leichter, froher, und das Zittern deiner Muskeln ist ein Jubeln in die richtige Richtung. Sie feiern Party, denn endlich setzt du dich für deine wahre Bestimmung ein: zuerst auf der Matte und dann in deinem Alltag.

ENERGETISCHE EFFEKTE AUF DAS SOLARPLEXUSCHAKRA:

Dein drittes Chakra wird vitalisiert und energetisiert und du erhältst Schubkraft auf allen Ebenen. Spüre den Energiefluss in deinem ganzen Körper und lass dich durchströmen von dieser belebenden Energie. Alle Nervenenden (es heißt, dass 72 000 Nadis, also Energiebahnen, in deinem Solarplexus zusammentreffen) sind jetzt daran interessiert, alles wiederherzustellen, zu reparieren und von Dunkelheit zu befreien.

BLICK AUF MAGEN, LEBER UND BAUCHSPEICHELDRÜSE:

Dein Magen, deine Leber und deine Bauchspeicheldrüse erfahren durch den vermehrten Pranafluss (Energiefluss) einen stärkenden und reinigenden Impuls. Sie werden massiert, erwärmt, durchblutet und bei ihrem Dienst, den sie für

dich leisten, unterstützt. Durch tiefes Atmen kommen deine inneren Organe in ihre Kraft und Energie. Sie wachen regelrecht auf und werden durchströmt von Prana, frischer Lebenskraft, die es ihnen leicht macht, ihre Arbeit zu leisten.
Verbinde dich bewusst und tief mit den Kräften deiner Organe und werde von Atemzug zu Atemzug stärker und freier zugleich. Atme während der Übung tief in sie hinein. Dankbar, bescheiden, wertschätzend. Sei dir bewusst, dass jeder Atemzug bei ihnen ankommt, sie belebt und von Ablagerungen befreit.
Nimm immer wieder deine Atmung wahr: Fließt sie weich oder stockt sie? Bleibe aufmerksam und schicke wieder einen freien Atemzug durch dich hindurch.

Der Halbe Drehsitz ist für mich die Übung für Geduld und Annehmen-Können. Ein verdrehter Körper, eine andere Blickrichtung, eine Verschraubung um die eigene Achse – so beruhigend und ausgleichend. Du kennst sie bestimmt, denn sie kommt in den meisten Yogaklassen vor.

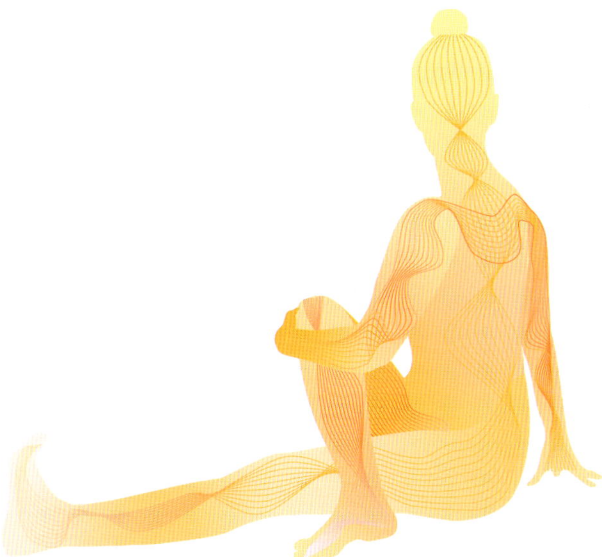

Halber Drehsitz

ÜBUNG

HALBER DREHSITZ: VERBRENNE ALLES, WAS DU NICHT MEHR BRAUCHST

- Setze dich auf deine Yogamatte und strecke das linke Bein lang auf dem Boden aus.
- Stelle den rechten Fuß außen an das linke Knie, also über das linke Bein. Lege die linke Hand auf das rechte Knie, richte den Oberkörper auf und drehe dich sanft nach rechts.
- Stelle die Fingerspitzen deiner rechten Hand direkt hinter dir leicht auf den Boden.
- Ziehe deine Kopfkrone in Richtung Himmel und richte deinen Blick wach über deine rechte Schulter.
- Atme tief in deinen entspannten Bauch ein und aus.
- Anschließend dreh dich langsam und bewusst wieder in die Mitte und setz dich für einen Moment zum Nachspüren in den Schneidersitz.
- Fühle in deine Körpermitte, nimm die Wärme und Energie wahr, wie sie durch deine Organe zieht und sie unterstützt.
- Dann wiederhole den Drehsitz zur anderen Seite: Überkreuze mit dem linken Fuß dein rechtes Bein. Lege deine rechte Hand auf dein linkes Knie, richte deinen Oberkörper auf und drehe dich sanft nach links.
- Stell die Fingerspitzen deiner linken Hand direkt hinter dir leicht auf den Boden. Zieh deine Kopfkrone in Richtung Himmel und richte deinen Blick wach über deine linke Schulter.
- Atme tief in deinen entspannten Bauch ein und aus. Anschließend dreh dich langsam und bewusst wieder in die Mitte und setz dich für einen Moment mit geschlossenen Augen zum Nachspüren in den Schneidersitz.
- Fühle in deine Körpermitte, nimm die Wärme und Energie wahr, wie sie durch deine Organe zieht und sie unterstützt.

Achtung: In der Schwangerschaft drehe dich zur geöffneten Seite.

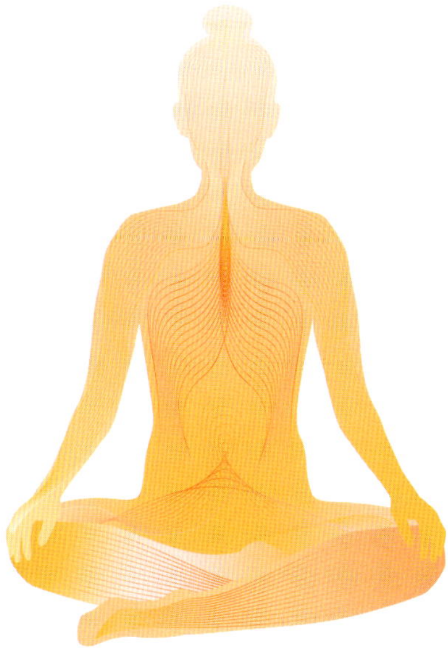

Schneidersitz

ANATOMISCHE EFFEKTE:

Diese Übung ist ein wahres Wunder, denn sie stärkt und dehnt nicht nur die Rückenmuskulatur und die seitlichen Bauchmuskeln, sondern lindert auch Rückenschmerzen und mobilisiert die Hüftgelenke sowie die gesamte Beckenregion. Durch sie erhältst du dir die Flexibilität deiner Wirbelsäule, sie dreht ja regelrecht durch vor Freude über den neu gewonnenen Raum. Der Drehsitz regt die Durchblutung an und schenkt dem Stoffwechsel über die Massage der verschiedenen Organe einen fantastischen Kick. Die Verdauung bleibt aktiv, und du wirst feststellen, dass du plötzlich viel besser in die Seiten deines Körpers atmen kannst.

YOGATHERAPEUTISCHE EFFEKTE:

Diese Position wird deiner Entschlossenheit Kraft geben, denn auch in einer verzwickten Lage wie in diesem Drehsitz oder in deinem Alltag in einer nicht geplanten Situation bewahren deine Nerven die Ruhe. Du bleibst im Fokus und kannst gelassen reagieren. Diese Übung erweitert deine geistige und spirituelle Sicht auf so manches Alltagsproblem erheblich.

ENERGETISCHE EFFEKTE AUF DAS SOLARPLEXUSCHAKRA:
Dein drittes Chakra wird in dieser Drehhaltung zuerst in seiner Kraft und Energie gebündelt komprimiert, beim Auflösen der Haltung durchströmt dich die wärmste Welle, die du dir vorstellen kannst. Verwandle deine Energie in etwas Konstruktives, etwas, das der ganzen Menschheit und der Welt dient. Du wirst feststellen, dass Emotionen wie Wut oder andere negative Gemütszustände sich mit der Zeit verabschieden. Emotionen sind wie Gäste, du darfst sie freundlich behandeln und dann wieder wegschicken, wenn sie sich unpassend verhalten oder dir nicht nützlich sind. Über die Drehung deines Oberkörpers verbinden sich die beiden Körperseiten, die beiden Energieströme Ida und Pingala (weibliche und männliche Energie, siehe Seite 22), miteinander.

BLICK AUF DIE BAUCHORGANE:
Diese Übung massiert alle deine Bauchorgane. So werden Reinigungsprozesse gefördert und Abfall- und Giftstoffe abgeführt. Eine so großartige Unterstützung erfahren sie nur in Drehhaltungen und mit tiefer Atemarbeit. Genieße und verbinde dich in dieser Übung mit ihnen auf positive, dankbare und wertschätzende Weise. Schicke deinen Organen Prana, frische Lebensenergie, und durchströme sie so mit regenerativen Kräften. Sei dir bewusst, dass jeder Atemzug bei ihnen ankommt, sie belebt und von Ablagerungen befreit.
Nimm auch hier deine Atmung wahr und genieße das Fließen von Prana durch deinen Körper.

Die folgende Übung, das Boot, war vor 25 Jahren mein Yogaprüfungs-Asana, viele der Teilnehmer mochten sie nicht. Und das, obwohl wir zumindest rein äußerlich durchtrainiert und willensstark waren. Ich mag diese Übung sehr und konnte sie, als ich mir bei einem Treppensturz einmal das Steißbein gebrochen habe, fast ein ganzes Jahr nicht durchführen. Wie schön hat es sich angefühlt, als ich wieder schmerzfrei war und auf meinem Kreuzbein balancieren konnte. Das Boot vermittelt ein unglaubliches Gefühl von Stärke und Geradlinigkeit. Man braucht Fokus und Balance und sollte seine Atmung gleichmäßig fließen lassen. Plötzlich wird sie einfach, und du streckst deine Beine, als wäre es nie anders gewesen.

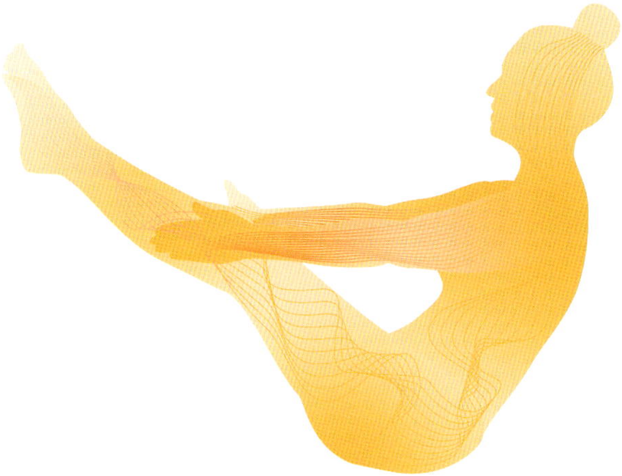

Boot

ÜBUNG

BOOT: ENTFALTE DEINE VERSTECKTEN TALENTE, KONZENTRIERE DICH UND ATME WEITER

- Setze dich auf deine Yogamatte und stelle die Füße, die Beine leicht angewinkelt, vor dir auf.
- Halte dich für einen Moment mit den Händen an den Kniekehlen fest, um dich hochzuziehen und deinen Rücken aufzurichten.
- Dann lehne dich etwas zurück, bis deine Füße von allein vom Boden abheben und strecke die Beine, so gut du kannst, nach vorn oben aus. Sie dürfen auch angewinkelt bleiben, wenn dir das Ausstrecken der Beine noch nicht gelingt. Die Arme hältst du kraftvoll geradeaus nach vorne.
- Atme tief drei bis fünf Atemzüge oder länger; halten und lächeln.
- Sehr gern kannst du einen zweiten und dritten Durchgang machen.
- Du kannst dieses Asana auch mit aufgestellten Füßen üben.
- Achte darauf, dass dein Rücken gerade bleibt und dein Atem frei fließt.

- Nimm dir anschließend wieder einen Moment, um im Sitzen mit geschlossenen Augen in aller Ruhe nachzuspüren.
- Fühle deine innere Stärke und gleichzeitig die Gelassenheit bei allen Herausforderungen des Alltags. Beziehe in deine weise Achtsamkeit auch deine Bauchorgane ein und schicke ihnen einen dankbaren und wertschätzenden Gruß.

Achtung: Diese Bauchkraftübung ist in der Schwangerschaft nicht geeignet.

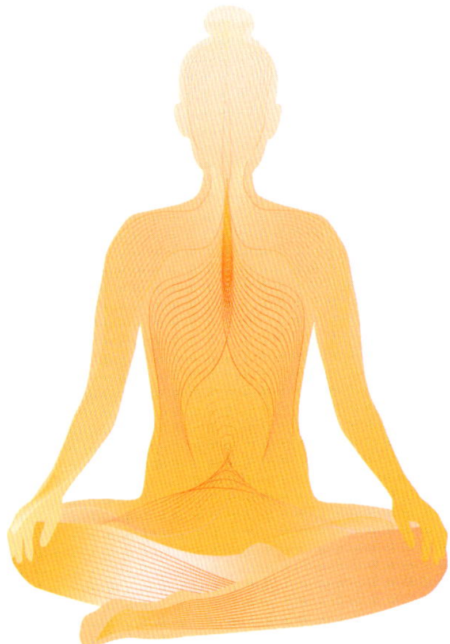

Schneidersitz

ANATOMISCHE EFFEKTE:

Das Boot stärkt die Tiefe der Bauchmuskulatur und sorgt für Stabilität im Rumpf. Du förderst deinen Gleichgewichtssinn und entfachst *Agni*, dein loderndes Verdauungsfeuer, für ein Stimulieren der Bauchorgane. Hüftgelenke und Beine werden gestärkt und der untere Rücken bekommt einen Impuls zur Aufrichtung. Hier achte bitte darauf, dass er sich nicht rundet und in sich zusammenfällt. Die Durchblutung wird angeregt und der Stoffwechsel erhält einen fantastischen Kick.

YOGATHERAPEUTISCHE EFFEKTE:
Diese Position schenkt dir ein Gefühl von Kraft und Gelassenheit zugleich. Auch wenn du deine Beine nicht ausstrecken kannst oder du die Füße lieber am Boden lässt, wirst du ein unglaubliches Gefühl von Stärke wahrnehmen. Immer wenn du Übungen machst, die dein gesamtes muskuläres Netzwerk einbeziehen, wird deine Entschlossenheit gefestigt, deine Ziele werden erreichbarer, und dein Fokus wird klarer.

ENERGETISCHE EFFEKTE AUF DAS SAKRALCHAKRA:
Dein drittes Chakra wird in dieser Haltung ordentlich befeuert, dein Mut wird wachsen, und du wirst deinem Leben eine positive Richtung geben können. Hier sitzt die Kraft der Unendlichkeit; die vielen Tausend Energielinien und Nervenbahnen, die im Solarplexus andocken, warten nur darauf, dass du deine Kraft einsetzt, um dein Leben zu leben. Du wirst zu innerer Balance finden und dich stets an deine unbändige Stärke, in der all deine Erfahrungen zusammenfließen, erinnern und eine Entscheidung treffen. Geführt vom Universum kannst du dich darauf verlassen, dass es die richtige Entscheidung war. Eine, die du aus deinem Bauchgefühl heraus getroffen hast; sie wird immer gut für dich sein.

BLICK AUF DIE BAUCHORGANE:
Diese Übung stimuliert deine Bauchorgane und hält sie vital. Sie erfahren ein Gefühl von Kraft und bekommen den Impuls, zusammenzuhalten, zusammenzuarbeiten und nicht gegeneinander. Durch die vermehrte Durchblutung wird der Lymphfluss angeregt und kann so Abfallstoffe entsorgen. Stell es dir vor deinem inneren Auge plastisch vor, wie alle Reinigungsprozesse gefördert und die Abfall- und Giftstoffe ausgeschieden werden. Genieße und verbinde dich in dieser Übung auf positive, dankbare und wertschätzende Weise mit deinen Bauchorganen. Schick ihnen Prana, frische Lebensenergie und durchströme sie so mit regenerativen Kräften. Sei dir bewusst, dass jeder Atemzug bei ihnen ankommt, sie belebt und von Toxinen (Giftstoffen) befreit.
Nimm immer wieder deine Atmung wahr, bleib aufmerksam.

Als weitere wunderbare Yogahaltungen für dein drittes Energiezentrum sind außerdem alle Kriegerhaltungen geeignet (siehe Erster Krieger Seite 52, Zweiter/Friedvoller Krieger Seite 72, Dritter Krieger Seite 56), denn sie schenken dir Mut, Ausdauer, innere Stärke und Disziplin. Die wirklichen Helden setzen sich stets für das Gute ein. Und sie müssen niemals wirklich kämpfen, um zu siegen.
Nimm immer wieder deine Atmung wahr und mach dir bewusst, dass du echte Glückseligkeit in deinem inneren Raum durch innere Disziplin und einen Weg der Mitte findest. Bring dein drittes Chakra, deine eigene Sonne, dein Licht zum Strahlen. Halte deine Aufmerksamkeit bei deinem Solarplexuschakra, im Bauchraum, Magen, in deiner Leber und Bauchspeicheldrüse, am Übergang von Lendenwirbelsäule zur Brustwirbelsäule und werde dir der Transformation dessen bewusst, was du physisch und mental aufnimmst.

TIPPS FÜR DAS SOLARPLEXUS-CHAKRA

Handle klug, trinke viel Wasser, gehe an die frische Luft, bewege dich und vermeide Zucker und chemische Zusatzstoffe. Dein Körper dankt es dir mit frischer Energie, und du wirst siegen, ohne kämpfen zu müssen. Bitte gewöhn dir ab, deinen Bauch einzuziehen oder zu enge Kleidung zu tragen.

Du brauchst keinen Schutzschild, deine Nervenstärke wird durch tiefe Atmung gewinnen und deinem Leben eine positive Wendung geben. Verbinde dich mit dem Element Feuer, mit der Sonne.

Sei dankbar und wertschätzend für den neuen Tag. Setze dich ans Lagerfeuer, beobachte die Flamme einer Kerze, tanze und bewege dich. Bringe deine Muskeln zum Glühen, genieße die schönen Dinge, die du schon erschaffen hast, und lerne reflektierend aus Fehlern.

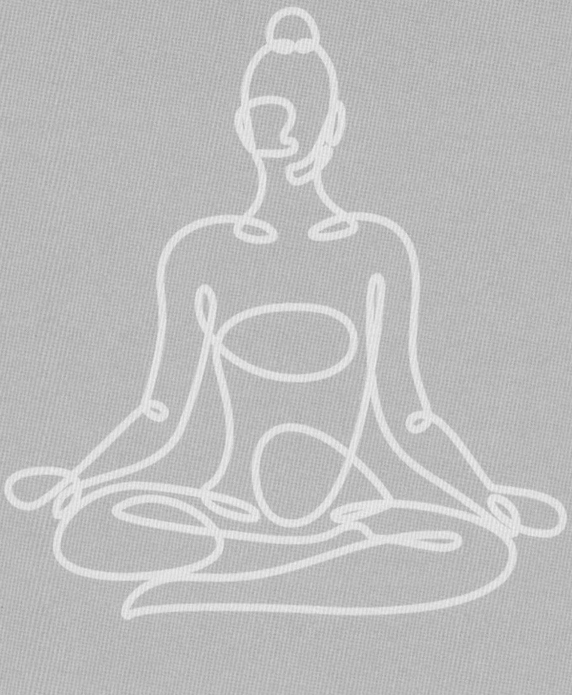

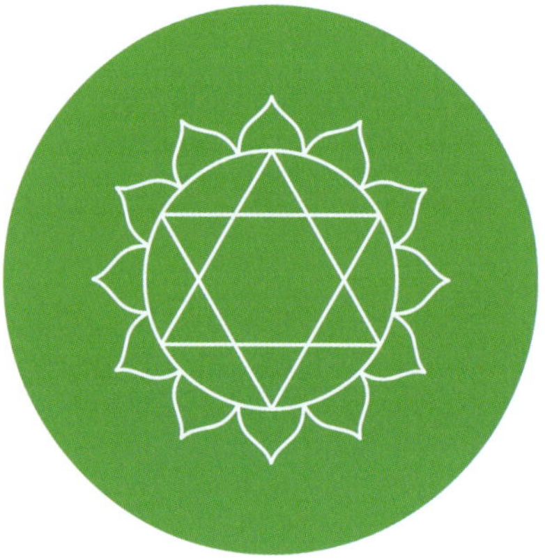

DAS VIERTE CHAKRA

ANAHATA CHAKRA

Dein viertes Chakra ist das mächtigste Zentrum des Wohlwollens für dich und die Welt. Es ist Liebe, Empathie und Mitgefühl für alle Geschöpfe, und mit ihm kannst du die zwölf Herzeigenschaften leben: Freude, Frieden, Güte, Geduld, Liebe, Harmonie, Klarheit, Mitgefühl, Reinheit, Verständnis, Verzeihen und Glückseligkeit. Das Herzzentrum bildet die Mitte, die Brücke zwischen den unteren grobstofflichen und den oberen feinstofflichen Zentren, Dreh- und Angelpunkt aller Emotionen.

DAS PORTAL ZU LIEBE UND MITGEFÜHL

Es heißt, dass unser Herzchakra die Erinnerungen an alle Gefühle aus allen inkarnierten Leben in sich trägt. Du kannst alle Empfindungen wie Trauer, Verletzung, Angst, Liebe empfangen oder geben, und sie dann transformieren: Indem du erkennst, dass Liebe nicht nur durch das fließt, was du bekommst, sondern vor allem durch das, was du gibst. Und was du dir immer vor Augen halten solltest: Erst die Selbstliebe erlaubt es uns, die tiefen Wunden der Dualität zu heilen. Im Herzchakra wird unsere Persönlichkeit und alles, was in den unteren drei Chakras thematisch wichtig ist, transzendiert. So wird der ungehinderte Kontakt zu den feineren Ebenen unserer oberen Energiebereiche ermöglicht. Es lohnt sich also für deinen Geist, Körper und deine Seele, wenn du dich um dich kümmerst, dich liebevoll betrachtest und behandelst, wenn du dein Herz belebst.

Dein viertes Chakra befindet sich im Bereich des Herzens und deiner Lunge, hinter deinem Sternum (aus dem Griechischen: Brust, Herz, Gemüt – wie schön, oder?), und aus der spirituellen Sichtweise verstehen wir es als Nullpunkt: Von hier aus können wir uns zu den weiteren Etappen unseres Weges aufmachen. Das Herzchakra ist das mächtigste Zentrum unseres Körpers, die Wohnstätte des Mitgefühls, unserer Freundlichkeit und der Begegnung mit uns selbst und anderen. Hier kommen wir vom Ich zum Wir. Es ist das Chakra, das dem Leben seine Fülle, seine Tiefgründigkeit und seine Bedeutung verleiht. Wenn wir an manchen Tagen überzeugt sind, dass wir gut allein zurechtkommen und niemanden anderen brauchen, dann sollten wir innehalten und nachdenken: Wer hat das Wasser in die Flasche abgefüllt, die auf unserem Schreibtisch steht? Wer hat das Lied aufgenommen, das wir im Radio hören? Wer hat die Glühbirne, das Fahrrad, das Fliegen erfunden? Allumfassende Liebe ist ein großes Wort, und viele meinen, dass es unmöglich sei, dorthin zu gelangen. Wenn wir aber in Bewusstheit, Dankbarkeit und Wertschätzung sowie in den zwölf Eigenschaften des Herzens leben und lieben, dann sind wir doch ziemlich nah dran. Was meinst du?

Element und Farbe

Dein viertes Chakra ist dem Element Luft zugeordnet und lädt dich ein, tief zu atmen. Genau jetzt: Nimm dir kurz Zeit für ein paar tiefe Atemzüge, sodass sich dein Bauch dabei bewegt. Du lehnst dich zurück, schließt die Augen und lenkst deinen Fokus auf deine Atmung, auf das weiche Schaukeln deines Bauchs, und verbindest dich

mit einem Lächeln dankbar mit deinem Lebenselixier Nummer eins. Das Element Luft ist immer Nahrung und Botschafter zugleich. Es liebt das Miteinander und die Freiheit und das ist kein Widerspruch. Im Gegenteil: Dieses Element erinnert es uns daran, dass wir uns und anderen Freiraum geben dürfen, ohne uns zu verlieren.
Dein viertes Chakra pulsiert traditionell in der Farbe Grün (nach neueren Überlieferungen auch manchmal in Rosa), wird vom Element Luft genährt und steht für Liebe und Empathie. Dir sollte immer bewusst sein, dass du nur im Licht der Liebe deine innerste Wahrheit fühlst.

Sinn

Dem Herzchakra sind der Tastsinn und unsere Haut als Sinnesorgan (übrigens das größte Kontaktorgan) zugeordnet. Die Handlungsorgane sind die Hände, mit denen wir in Liebe geben, berühren und, es steckt schon im Wort, handeln dürfen. Arme und Hände gelten als Verlängerung des Herzens und unsere Motivation darf das Dienen sein.
Wenn unsere Haut als Sinnesorgan eine so wichtige Rolle spielt, was dürfen wir dann auf ihr fühlen? Ich denke, dass beispielsweise Kunstfaser, die nicht atmet, und alles, was einschnürt und sich auf unserer Haut unangenehm anfühlt, keine förderliche Kleidung für uns ist.

Nahrungsmittel

Die Nahrungsmittel für dieses Chakra sind leicht und luftig: grünes gedünstetes Gemüse, Sprossen, essbare Blüten, Kräuter und Salate jeglicher Art.

Körperliche Entsprechung

Die körperliche Entsprechung des vierten Chakras ist unser Blutkreislauf, der von einem gesunden und unermüdlich arbeitenden Herzen versorgt und aufrechterhalten wird. Unser Blut ist der Saft des Lebens, es speist unsere Organe aus der Mitte des Körpers, aus dem Herzen heraus. Ohne den Blutkreislauf könnten wir nicht existieren, würden wichtige Botenstoffe und Hormone nicht in den Stoffwechsel gelangen, unser Gehirn nicht funktionieren, wir wären kalt und leblos. So wie das Blut unseren Körper speist und in jeden Winkel des Organismus gelangt, so fließt die Liebe durch unsere Herzen, in jede Zelle und darüber hinaus.

Bija-Mantra

Das Bija-Mantra des Herzzentrums ist YAM.

Menschen mit ausgeglichen schwingendem viertem Chakra ...

... sind liebevolle, authentische und dankbare Wesen, in deren Nähe du ein Gefühl von Leichtigkeit spürst. Vielleicht hast du das Glück, von ihnen umarmt zu werden und eine Portion ihrer Liebe zum Leben abzubekommen, oder du wirst einfach von ihrer Art berührt. Tief in deinem Inneren. Bestimmt werden sie dir auf der Herzebene begegnen. Sie setzen sich für ein liebevolles Miteinander ein – vielleicht hörst du sie sagen: »Seid lieb miteinander« – und bestimmt sind sie ganz in deiner Nähe. Ihre Herzen schlagen hoch und weit, ihre Aura (siehe Seite 173) leuchtet strahlend, sie sind liebevoll und ehrlich und empfangen dich und das Leben mit offenen Armen. Sie meinen es gut mit dir und schützen dich, wahrscheinlich, weil sie selbst schon die eine oder andere Enttäuschung erlebt haben. Sie leben ihre Berufung, dienen aus tiefstem Herzen und setzen sich bedingungslos für das Gute ein. Kennst du eine solche Person? Kannst du das über dich selbst sagen?

Menschen mit zu hoch schwingendem viertem Chakra ...

... wollen mit aller Gewalt lieben und geliebt werden, sie überfallen und erdrücken die anderen regelrecht mit ihrer Liebe und sind aufdringlich.

Menschen mit zu niedrig schwingendem viertem Chakra ...

... sind oft unfähig zu vergeben, opfern sich auf, weil sie denken, sie müssten sich die Liebe erst verdienen. Sie haben Angst vor Verlust, Verrat, Trennung und sind rachsüchtig.

Psychische Auswirkungen: Immer wenn es ernster wird, wenn die Liebe tiefer wird, entsteht Angst; Angst, Liebe zu empfangen und sich zu öffnen. Angst vor Zurückweisung, vor Verlust und Verrat.

Physische Auswirkungen: Körperlich zeigen sich bei einer zu niedrig wie einer zu hoch schwingenden Energie im Herzchakra Störungen bei allen Vorgängen im Körper, die mit Rhythmus einhergehen: Herzrhythmusstörungen, Atemprobleme, Verdauungsbeschwerden, Schwierigkeiten beim Ein- und/oder Durchschlafen, sowie Stoffwechselprobleme und Zyklusschwierigkeiten.

ASPEKTE: ANAHATA CHAKRA

Name: Anahata Chakra, Herzzentrum, viertes Energiezentrum

Sitz: Im Herzraum, hinter dem Brustbein

Farbe: Grün

Element: Luft

Sinn: Tastsinn

Handlungsorgan: Hände

Körperliche Entsprechung: Blutkreislauf

Zugehörige Organe: Herz und Lunge

Nahrungsmittel: Gedünstetes grünes Gemüse (wie Spinat, Kohlsorten, Bohnen, Erbsen), Salat (wie Rucola und Feldsalat), essbare Blüten, Kräuter; Obst wie Kiwis und Äpfel

Tiersymbol: Antilope, Reh

Aroma: Rose, Lavendel, Jasmin

Edelstein: Rosenquarz, Smaragd

Lebensthemen: Bedingungslose Liebe, Selbstliebe, Hingabe, Freude, Mitgefühl, Empathie, Toleranz, Vergebung

Bija-Mantra: YAM

DAS VIERTE CHAKRA UND SEINE ORGANE: DIE BOTSCHAFT DES HERZENS UND DER LUNGE

Das vierte Chakra beeinflusst alle Organe und Bereiche unseres Körpers, die im Brustraum liegen: Herz, Lunge, Lungenwege, Thymusdrüse, Speiseröhre, Brustwirbelsäule. Außerdem unsere Arme, Hände, Haut – alles, womit wir berühren und berührt werden.

BIO-FACTS: HERZ

- Das Herz ist etwa faustgroß und hat ein Gewicht von ca. 300 g.
- Es befindet sich leicht nach links versetzt hinter dem Brustbein.
- Täglich pumpt es ca. 7000 Liter Blut durch den Körper.
- Es versorgt alle Organe und Zellen mit Sauerstoff und Nährstoffen.
- Physisch gesehen ist das Herz ein Hohlmuskel, der in ständiger

- rhythmischer Aktion ist, um Blut mit Sauerstoff und Nährstoffen in unserem Körper zu befördern; es arbeitet unermüdlich und schlägt etwa 100 000-mal pro Tag.

Unser spirituelles Herz, im Sanskrit mit dem schönen Namen *ura* versehen, und unser Herz-Kreislauf-System haben die Aufgabe übernommen, das Leben in uns unermüdlich fließen zu lassen. Frage dich: In welchem Maß fließen Liebe und Freude in dir? Darin spiegelt sich auch das Vertrauen, das du zu dir selbst und zu deiner strömenden Energie hast. Ein rotes Herz gilt schon seit langer Zeit als Symbol für Liebe und Leben und aus der spirituellen Perspektive kreuzen sich im Herzen alle Wege unserer Energie. Unser Herz gilt aus Chakrasicht als Brücke zwischen den unteren drei grobstofflichen Energiezentren und unseren oberen drei feinstofflicheren Zentren. Es entscheidet, ob wir »aufsteigen«, »wachsen« und »erkennen« dürfen oder ob es »unten« noch etwas zu erledigen gibt.
Was meinst du: Ist das Geben und Empfangen bei dir ausgeglichen? Hast du genug Liebe zum Leben in dir? Lässt du Frieden und Liebe in dir fließen und vertraust du ihnen? Bedenke: Unser Herz ist mit seinem neuronalen Netzwerk von 40 000 Nervenzellen äußerst intelligent, denn nicht nur sendet das Gehirn Impulse an dein Herz, sondern auch dein Herz an dein Gehirn. Es hat sogar mehr Nervenleitungen zum Gehirn als umgekehrt, und es heißt, es könne eigene Entscheidungen treffen. Also ich glaube daran! Ich glaube an die bedingungslose Liebe, an Werte und Wertschätzung, ich übe mich in Selbstfürsorge, Empathie und Vergebung. Ich wahre meine eigenen Grenzen und setze mich für Freude und Dankbarkeit ein. Der Autor Bradley Nelson sagt, dass jedes Herz von einer Mauer umgeben sei, die durch Verletzungen, Vorurteile, Zweifel, Glaubensmuster und Wunden entstanden sei. Unsere Aufgabe ist es also, uns nach allen Seiten zu öffnen und zu wissen, dass die elektrischen Impulse unseres Herzens 60-mal stärker sind als die unseres Gehirns – das elektromagnetische Feld unseres Herzens ist sogar 5000-mal stärker als das des Gehirns. Warum lieben wir dann nicht bedingungslos? Es würde sich so sehr lohnen!

BIO-FACTS: LUNGE

- Die Lunge ist etwa 1,5 kg schwer, der rechte Lungenflügel hat drei, der linke zwei Lappen.
- Sie sitzt im Brustkorb, geschützt durch die Rippen.
- Sie versorgt den Körper mit Sauerstoff und gibt Kohlendioxid ab.

- Bei ca. 20 000 Atembewegungen pro Tag passieren etwa 10 000 Liter Luft die Lunge.
- Pro Atemzug gelangen ca. 500 Milliliter Luft in die Lunge, beim Sport oder bei körperlicher Tätigkeit steigert sich diese Menge auf 50 bis 100 Liter pro Minute.
- Die Lunge filtert Schadstoffe aus der Luft und unterstützt das Immunsystem.

Die Lunge ist der Kommunikator zwischen der Innen- und der Außenwelt. Der Atem beziehungsweise die Atemluft ist das Lebenselixier Nummer eins (hier eine kurze Prüfungsfrage an dich: Was war nochmal unser Lebenselixier Nummer zwei? Richtig: Wasser!), die sich aus Sauerstoff, Stickstoff, Kohlenstoff und dem Edelgas Argon zusammensetzt und in der sich außerdem noch Pollen, Staub, Geruchsstoffe, Mikroplastik und vieles mehr befinden. Die Atmung erhält uns nicht nur am Leben, sondern sie dient uns auch als Indikator für Fragen wie: »Wo stehe ich gerade?«, »Was fühle ich?«, »Bin ich gestresst oder völlig gechillt?«. Denn unsere Stimmung, unsere Ängste und Sorgen, aber auch Fröhlichkeit oder sogenannter positiver Stress (»Eustress«) wirken sich direkt auf die Atmung aus. Seufzen, Schnappatmung, einmal tief Luft holen, Atemnot – all das sind Reaktionen auf emotionale Zustände oder Geschehnisse. In der Yogapraxis nutzen wir darüber hinaus den Atem, um in den Moment zurückzukommen und uns wieder auf die Sache zu konzentrieren, die gerade ansteht.

Optimal ist es, die Luft durch die Nase aufzunehmen, hier wird sie gereinigt, angewärmt und über die Atemwege in die Lunge geleitet. Wir nehmen Lebenskraft auf und geben die verbrauchte Luft durch die Ausatmung ab. Das ähnelt dem Betriebsablauf unseres Darms, wir nehmen Nahrung auf und verdauen sie, der Körper zieht alles, was er braucht, aus ihr heraus und scheidet den unbrauchbaren Rest aus. Deshalb gehören diese beiden, Lunge und Darm, auch zusammen. Die Lunge hat darüber hinaus die Fähigkeit, sich dem Rhythmus des Lebens anzupassen. Dein Atemrhythmus, dein Herzschlag, die rhythmische Umspülung deines Nervensystems mit der Rückenmarksflüssigkeit, die mit der rhythmischen Auf- und Abbewegung deines Zwerchfells einhergeht – dies alles hängt mit deiner Lungenfunktion zusammen. Dein Atemrhythmus ist zudem ein wichtiger Taktgeber für dein Gehirn und den Stoffwechsel, er unterliegt dem Einfluss deines Schlaf- und Wachrhythmus und allen Rhythmen der Natur. Was diesen Naturrhythmus angeht, bin ich persönlich so froh, dass ich in einem Land lebe, in dem die vier Jahreszeiten spürbar sind, denen ich mich anpassen kann, indem ich im Frühling und Sommer auftanke, mich in Herbst und Winter zurückziehe, im Frühling erwache und im Sommer erblühe. Außerdem ernähre ich mich automatisch saisonal und habe in den letzten Jahren gespürt, dass mich das körperlich wie mental sehr erfüllt. Und daraus erwächst in mir Dankbarkeit, die sich direkt auf mein Herzzentrum auswirkt. Voilà!

YOGA FÜR DAS ANAHATA CHAKRA: AUSDEHNUNG UND WEITE IM HERZRAUM

Was können wir tun, um unsere Energie in den Bereichen, die mit dem vierten Chakra verknüpft sind, auszugleichen, in Verbindung mit uns und der Welt zu treten und zugänglicher zu werden?
Übe dich in wertschätzender Liebe und Dankbarkeit gegenüber allem und jedem, der dir begegnet. Verbinde dich mit dem Element Luft, atme bewusst und lass dich so vom großen Ganzen innen und außen berühren. Diene bedingungslos und geh respektvoll um mit allem, was dich umgibt. Du wirst es tausendfach zurückbekommen, wobei dies nicht das Ziel deiner Handlungen sein sollte. Wenn das Herzchakra erwacht, entsteht in ihm eine liebevolle, stille und kraftvolle Wärme, die nach außen strahlt und schließlich den ganzen Körper und die ganze Umgebung einhüllt. Diese leuchtende Wärme und Liebe rufen ein großes Glücksgefühl hervor – wie das zeitlose Lächeln auf dem Gesicht Buddhas, der Yogis, der Heiligen und bestimmt auch in dir. Dir wird die Luft nicht so schnell ausgehen, im Gegenteil, du wirst einen langen Atem entwickeln und dich getragen fühlen von einer höheren Kraft, die dir Flügel schenkt und alles möglich macht.
Atme in allen Yogahaltungen bewusst und tief. Werde dir bewusst: Mit der Einatmung erfüllt eine höhere Macht deinen Körper mit neuen Energien und deinen Geist mit neuen Möglichkeiten. Mit dem Ausatmen lässt du jeglichen Groll, Wut und jegliche Verletztheit los. Bewahre die Konzentration auf dein Herzchakra, das physische Herz, deine Lunge und Brustwirbelsäule, werde dir des Durchflusses deines Blutes, deines Lebenssaftes durch deinen gesamten Körper bewusst.
Zur Erinnerung: Zum Ablauf aller Asanas findest du über den QR-Code im Anhang (siehe Seite 175) die Übungsvideos.

Die Sphinx, die erste Übung, erinnert uns daran, mutig zu sein, unseren eigenen Weg zu gehen und gleichzeitig achtsam zu sein. So wie die Sphinx vor der Pyramide wacht und in Ruhe beobachtet, wer oder was in ihr Innerstes eindringen darf oder draußen bleiben muss. In dieser Position wirst du eingeladen, dich mit allem zu verbinden, Teil des Ganzen zu werden und dich voller Weisheit und Kraft mit dem Herzen nach vorn ausgerichtet zu zeigen.

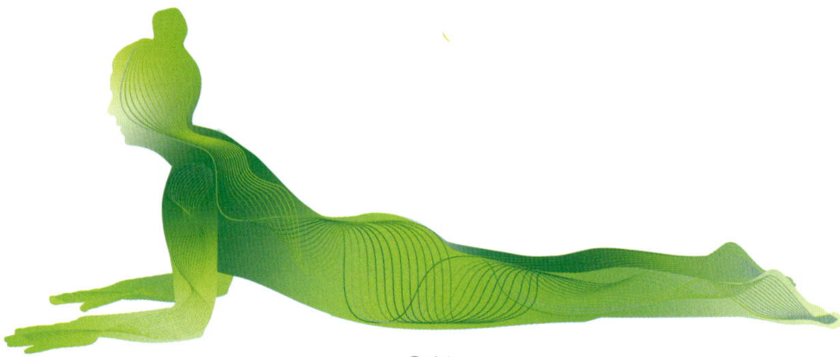

Sphinx

ÜBUNG

SPHINX: GEH STETS MIT DEM HERZEN VORAN, DENN DEIN HERZ KENNT DEN WEG

- Lege dich in Bauchlage auf die Yogamatte und stütze den Oberkörper mit abgewinkelten Armen ab, wobei die Ellbogen in senkrechter Linie unterhalb der Schultergelenke sind.
- Lasse deine Kopfkrone himmelwärts streben und senke leicht das Kinn in Richtung Brustbein.
- Schließe die Augen halb und spüre in die Körpervorderseite, von den Fußrücken bis zu den Schlüsselbeinen. Fühle die Kraft deines Rückens und die Weite deines Herzens.
- Bleibe gerne noch mehr Atemzüge lang in dieser wundervollen das Nervensystem stärkenden Übung. Genieße sie.
- Dann spüre in der Bauchlage einen Moment nach, lege deinen Kopf auf ein Kissen aus deinen Handrücken. Wiederhole diese Übung zwei- bis dreimal für ca. eine Minute.

Achtung: Diese Übung in Bauchlage ist in der Schwangerschaft und bei akuten Rückenschmerzen nicht geeignet.

Als anschließenden Ausgleich empfehle ich dir die Kindhaltung, Balasana:

- Schiebe dich mit deinem Gesäß zurück auf die Fersen, lass dein Herz weich in Richtung Boden sinken und lege die Stirn auf die Handrücken.
- Spüre mit geschlossenen Augen ein bis zwei Minuten in aller Ruhe nach.
- Schick deinen Atem in die Körperrückseite in Höhe deines Herzens.
- Richte abschließend langsam den Oberkörper auf und komme ins Sitzen.

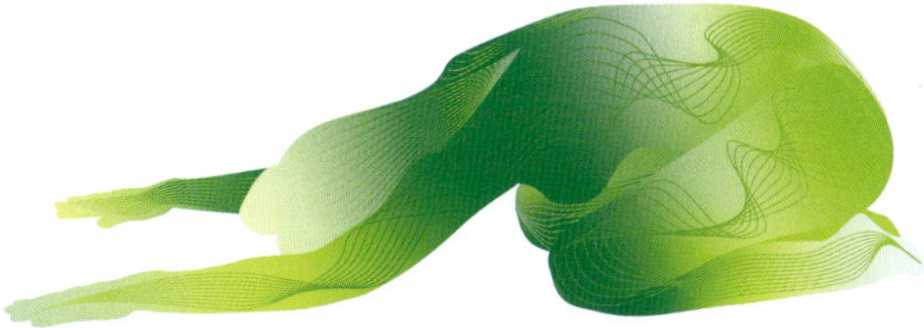

Kindhaltung

ANATOMISCHE EFFEKTE:

Dein Herzraum wird weit und frei, deine Atmung tief und leicht. Die Körpervorderseite erfährt Dehnung und der gesamte Brustraum und die Leisten werden geweitet. So korrigierst du eine schlechte Haltung und mobilisierst die Schultergelenke. In dieser Haltung wird deine komplette Körperrückseite gekräftigt, von den Beinrückseiten über das Gesäß bis hin zum Rücken. Die Sphinx löst Verspannungen der Brustmuskulatur und im Schultergürtel, sie regt die Verdauung an und stimuliert die inneren Organe. Durch diese Haltung schaffst du wieder mehr Beweglichkeit im Übergang von deiner Lendenwirbelsäule zur Brustwirbelsäule und gleichst zusätzlich dein Nervensystem aus.

YOGATHERAPEUTISCHE EFFEKTE:

Diese Übung lässt dein Herz weit werden, und sie zeigt dir deine persönliche Kraft, sie lädt dich ein, dich auf den Weg zu machen, zu deinen Idealen zu stehen, die Kraft des Bodens und der Erde zu nutzen, deine tiefen Kräfte zu mobilisieren und Stück für Stück mit dem Herzen voran in die Höhe aufzusteigen. Sammle und entwickle Kraft über deine Körperrückseite und bleibe unbeirrt deinem Weg treu. Lass dich von nichts und niemandem einschüchtern. Die Sphinx macht deinen Kopf frei und erlöst dich von Kummer, Ängsten, Sorgen und negativen Gedanken. Sie schenkt dir eine große Portion Selbstvertrauen.

ENERGETISCHE EFFEKTE AUF DAS HERZCHAKRA:
Dein viertes Chakra wird vitalisiert und energetisiert und du bekommst Schubkraft auf allen Ebenen. Spüre den Energiefluss in deiner Körperrückseite und nutze diese Kraft, um dein Herz noch etwas weiter pulsieren zu lassen. Durchflute dein viertes Chakra mit liebevoller Energie. Dieses Energiezentrum liebt die Weite, die Luft und die Leichtigkeit, also bleib für dein Chakra einfach noch zwei Atemzüge länger in der Sphinx. Ohne Anstrengung. Das übernimmt die Energie deines Chakras. Fließen lassen und dabei eine meditative Erfahrung machen – spüre dich weich in der Weite deines Atems und genieße.

BLICK AUF HERZ UND LUNGE:
Dein Herz und die Lunge genießen die Weite, endlich werden sie nicht mehr eingeengt und dürfen sich zeigen und ausbreiten. Atme tiefer und lass deinen Herzschlag und deinen Atemrhythmus zu etwas ganz Großem werden. Etwas, das über deine physischen Grenzen hinausreicht. Lass pure Empathie für alle und alles aus dir strahlen. Deine Organe gewinnen an Kraft und Stärke und werden mit neuer Energie versorgt. Verbinde dich bewusst und tief mit den Kräften deiner Organe, deinem Puls und deinem Blutfluss. Werde mit jedem Atemzug stärker und freier. Atme während der Übung tief in sie hinein. Dankbar, bescheiden, wertschätzend.

Die folgende Schwimmübung ist ebenso einfach wie wirkungsvoll. Sie erweitert die Schwingung deines Herzzentrums immens und öffnet eindrucksvoll deinen Herz- und Brustraum. Lass dich tragen von dem Gefühl von Weite und Freundlichkeit.

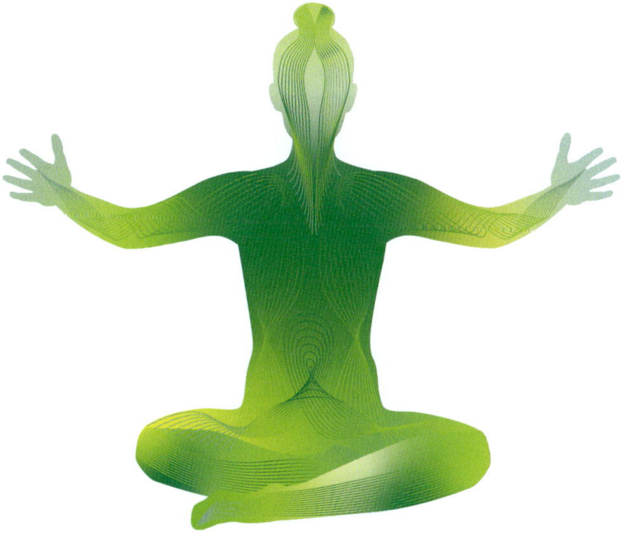

Schwimmen

ÜBUNG

SCHWIMMEN: ERSCHAFF DIR RAUM UND ERFAHRE WEITE MIT JEDEM NEUEN ATEMZUG

- Komme in einen aufrechten Schneidersitz oder einen anderen Sitz deiner Wahl, du kannst dich auch auf einen Stuhl setzen.
- Strecke deine Arme nach vorne aus und lege deine Handflächen flach aneinander.
- Atme ein und öffne deine Arme nach außen, als würdest du einen Brustschwimmzug machen. Fühle, wie sich deine Lunge mit Luft füllt.
- Atme aus und bring deine Handflächen vor deinem Herzen wieder aneinander.
- Atme ein und schieb deine Arme weit nach vorn, weit nach außen, atme wieder aus und bringe deine Hände wieder vor deinem Brustraum zusammen.
- Schließe nun deine Augen und fahre mit den Schwimmbewegungen fort. Spüre, wie sich die Hände vor deinem Herzen treffen, lausche deiner Atmung und stell dir vor, du öffnest mit dem Schwimmzug einen großen Vorhang. Was erwartet dich dahinter? Oder stell dir vor, du schwimmst in einem großen See oder im Meer zu einer Insel. Du fühlst dich leicht und frei, und alles, was du brauchst, ist bereits in dir.

- Übe mindestens zwei Minuten oder einfach so lange, wie es sich für dich in diesem Moment ergibt und dir guttut.
- Dann lege die Hände auf die Oberschenkel und spüre mit geschlossenen Augen der Weite nach, deinem Herzraum, deinem Rücken und deinem freien Nacken.

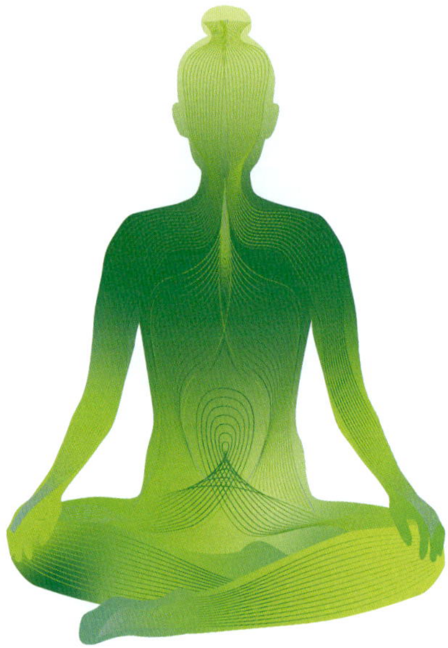

Schneidersitz

ANATOMISCHE EFFEKTE:
Hier werden die Schultergelenke mobilisiert, der Schultergürtel justiert, und deine Schulterblätter bleiben wie zwei rutschige Seifen auf deinem Brustkorb in Bewegung. Der Brustraum vorn und dein oberer Rücken hinten genießen ein Wechselspiel von Weite und Dehnung, Kraft und Bereitschaft. Eine gute Übung nach langem Sitzen, Autofahren oder bei Müdigkeit und Lethargie, um wieder in eine gesunde Aufrichtung zurückzufinden. Achte bitte darauf, dass du bei der Rundung des Rückens nicht in dir zusammenfällst, sondern ein Gefühl von Aktivität in Bauch und Rücken aufrechterhältst. Atme tief und gleichmäßig und trainiere deine Lunge, sich weiter zu dehnen, indem du mehr und tiefer ein- und ausatmest.

YOGATHERAPEUTISCHE EFFEKTE:
Ich liebe dieses meditative Gefühl, das bei dieser Übung entsteht. Sie ermöglicht dir, tiefe Verbundenheit mit deiner Atmung zu erfahren und die Gewissheit zu

erlangen, dass du deinen Herzenszielen näherkommst und es sich lohnt, wenn du dich auf den Weg machst. Durch die gleichmäßige Bewegung der Arme und Schultern schmiegen sich deine Schulterblätter wie zwei liebevolle Hände in deinem Inneren um das Herz und heben es immer wieder leicht nach vorn an.

ENERGETISCHE EFFEKTE AUF DAS HERZCHAKRA:
Dein viertes Chakra wird durch diese Bewegung belebt und energetisiert. Halte deine ganze Aufmerksamkeit auf deinem Herzzentrum und der Bewegung deiner Arme und Hände. Nimm wahr, wie sich alles erwärmt und miteinander agiert. Deine Atmung wird feiner und zugleich tiefer und der Takt deines Herzens ganz weich. Werde dir bewusst, wie du Liebe, Empathie und Freundlichkeit in die Welt hineingibst und diese positiven Energien wieder zu dir zurückfließen. Spüre in dieser Übung auch in dein Gesicht hinein, denn der Puls deines Herzens spiegelt sich in deinem Gesicht wider. Öffne dein Herz und bade dich in einem warmen Wohlgefühl.

BLICK AUF HERZ UND LUNGE:
Diese Übung stimuliert Herz und Lunge und durchflutet sie mit Prana, mit Lebensenergie. Sie werden vitalisiert und genährt. Durch die vermehrte Durchblutung wird der Lymphfluss angeregt und kann so alle angefallenen und Abfallstoffe ausleiten. Alles, was dir nicht mehr nutzt, kann abgeatmet und abtransportiert werden. Durch die Weite des Brustkorbs und das Auseinanderziehen der Rippen haben Herz und Lunge viel mehr Platz, um sich physisch und energetisch auszubreiten. Schick ihnen Prana, frische Lebensenergie, und durchströme sie so mit regenerativer Kraft. Sei dir bewusst, dass jeder Atemzug in deinen Organen ankommt, sie belebt und von Toxinen (Giftstoffen) befreit. Du löst den dicken Panzer um dein Herz und schaffst neuen Raum für ein liebevolles Miteinander.

Nimm immer wieder deine Atmung wahr. Mach dir bewusst, dass du echte Glückseligkeit in deinem inneren Raum durch bedingungslose Liebe und Empathie für alle Lebewesen findest. Bring dein viertes Chakra, dein gütiges Herz, zum Pulsieren. Richte deine Aufmerksamkeit auf dein Anahata Chakra, den Herzraum, deine Lunge, die Arme und Hände sowie die Schulterblätter, deine geheimen Flügel, und die Brustwirbelsäule.

Die letzte Übung für dein viertes Chakra, das Dreieck, erinnert mich mit ihrer stabilen und ausgleichenden Haltung an das Geodreieck in der Schule. Ein 90-Grad-Winkel und die Figur ist stabil. Aus der Kraft der Beine, die ihre Energie aus dem Boden ziehen, können wir uns in die Höhe und Weite aufmachen, die Arme ausbreiten in die formgebende und zugleich formlose Bewusstheit und uns verletzlich zeigen. Streck dich in alle Richtungen und werde dir gleichzeitig des Halts bewusst.

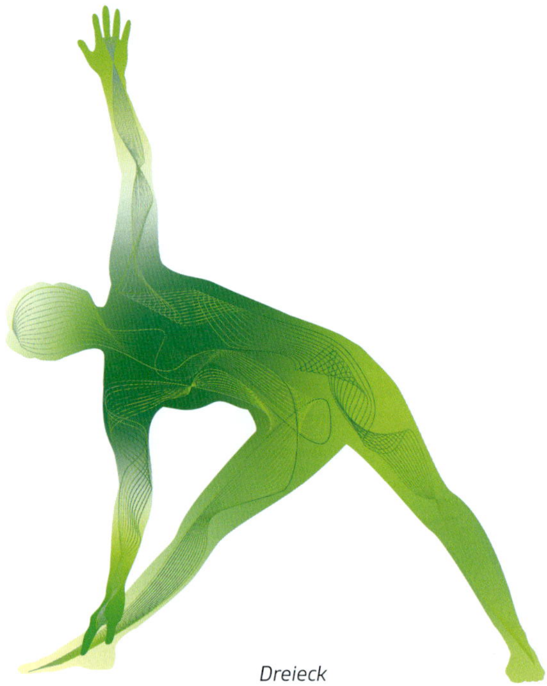

Dreieck

ÜBUNG

DREIECK: ENTDECKE IN DIR UND UM DICH HERUM NEUEN FREIRAUM

- Stehe aufrecht vorn an der Matte und mache einen großen Schritt nach hinten mit dem rechten Fuß.
- Drehe den rechten Fuß um 90 Grad zur langen Seite der Matte, sodass deine Ferse am Boden steht. Erzeuge eine imaginäre Linie von deiner hinteren zu deiner vorderen Ferse.

- Öffne deine Arme in Schulterhöhe, führe den linken Arm nach vorn, den rechten Arm nach hinten, wie zwei große ausgestreckte Flügel.
- Atme tief ein. Zieh deinen linken Arm weit nach vorn und dann neige mit einer genüsslichen Ausatmung deinen Oberkörper zur Seite, bis du deine linke Hand auf deinem Schienbein oder am Boden ablegen kannst.
- Schaffe viel Länge in deiner Wirbelsäule und strecke deinen rechten Arm nach oben zum Himmel. Dein Kopf bleibt in Verlängerung der Wirbelsäule, der Blick geht zur rechten Hand nach oben.
- Stell dir vor, dass du zwischen zwei unsichtbaren Scheiben stehst; du wirst von ihnen vorn und hinten gestützt.
- Nimm die Weite deines Brustkorbs wahr und atme so tief du kannst ein und aus. Bleibe für fünf Atemzüge.
- Dann bring Kraft in die linke Fußsohle, beuge dein linkes Knie und richte dich in aller Ruhe wieder auf.
- Lass deine Arme sinken und stell deinen rechten Fuß wieder nach vorn.
- Spüre einen Moment in der Grundstellung nach und dann wechsle die Seite.
- Anschließend spüre wieder nach und erfahre die Weite deines Herzraumes.

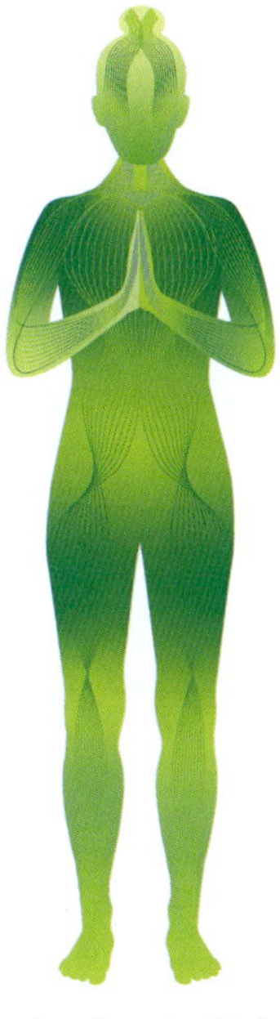

Nachspüren im Stehen

ANATOMISCHE EFFEKTE:
Fangen wir von unten an: Diese Übung stärkt die gesamte Fußmuskulatur, hebt die Fußgewölbe und bringt Kraft in die Sprunggelenke. So erfährst du Halt. Waden und Oberschenkel werden gestärkt und gedehnt, Becken und Hüften werden aktiviert und dürfen gleichzeitig nachgeben, um flexibel und leicht zu werden. Das Dreieck schafft Weite für den Brustraum und Kraft für den Rücken. Es ist wie eine komplette Neuorganisation zwischen Kraft und Loslassen, Anspannung und Entspannung. Als ob du alles auf null stellst. Genau das ist das Ziel des vierten Chakras. Das Dreieck erfordert hohe Konzentration und stellt auch eine Balanceübung dar. Schließlich musst du dich in der Mitte gut ausjustieren und solltest weder nach hinten noch nach vorne umkippen. Deine Körperseiten, Wirbelsäule und Arme werden in die Länge gezogen, du nimmst unglaublich viel Raum ein. Das gefällt deinem Herzen.

YOGATHERAPEUTISCHE EFFEKTE:
Diese Übung bringt zum Ausdruck, was den meisten Menschen schwerfällt: Raum einnehmen, sich sowohl ausbreiten als auch fallenlassen, den Kopf abgeben und Dysbalancen ausgleichen. Atme dabei tief, denn es ist jetzt viel Platz da. Erlaube dir, in den Rücken und in deine Seiten zu atmen. Atme deine Lunge richtig voll und lass dein Herz pulsieren. Es tut so gut.

ENERGETISCHE EFFEKTE AUF DAS HERZCHAKRA:
Dein viertes Chakra darf sich in alle Richtungen ausbreiten und wird in dieser Bewegung belebt und energetisiert. Halte deine ganze Aufmerksamkeit auf dem Herzzentrum und den weit ausgestreckten Armen. Nimm wahr, wie sich alles erwärmt. Deine Atmung wird tiefer und der Takt deines Herzens ganz weich. Werde dir bewusst, wie du Liebe, Empathie und Freundlichkeit in die Welt hineingibst und alles zugleich zu dir zurückfließt. Spüre in dieser Übung auch in dein Gesicht hinein, denn der Puls deines Herzens spiegelt sich auch in deinem Gesicht wider. Öffne dein Herz und bade dich in einem warmen Wohlgefühl.

BLICK AUF HERZ UND LUNGE:
Diese Übung stimuliert Herz und Lunge und durchflutet sie mit Prana, sie werden energetisiert, vitalisiert und genährt. Durch die vermehrte Durchblutung wird der Lymphfluss angeregt und so können Abfallstoffe abtransportiert werden. Durch die Weite des Brustkorbs und das Auseinanderziehen der Rippen haben Herz und Lunge mehr Platz, um sich physisch und energetisch aus-

zubreiten. Schick ihnen Prana, frische Lebensenergie, und durchströme sie mit regenerativen Kräften. Sei dir bewusst, dass jeder Atemzug bei ihnen ankommt, sie belebt und von Toxinen (Giftstoffen) befreit. Du löst den dicken Panzer um dein Herz und schaffst neuen Raum für ein liebevolles Miteinander.

Nimm immer wieder deine Atmung wahr und mach dir bewusst, dass du echte Glückseligkeit in deinem inneren Raum durch bedingungslose Liebe und Empathie für alle Lebewesen findest. Bring dein viertes Chakra, dein gütiges Herz, zum Pulsieren. Behalte deine Aufmerksamkeit beim Anahata Chakra, deinem Herzraum, der Lunge, den Armen und Händen sowie den Schulterblättern, deinen geheimen Flügeln, und der Brustwirbelsäule.

Außerdem: Alle Atemübungen, jede bewusste Ein- und Ausatmung bringen dich deiner Essenz näher, lassen dein Herz tanzen und verbinden dich mit der bedingungslosen Liebe, die uns alle umgibt. Nimm immer wieder deine Atmung wahr. Und mach dir bewusst, dass du echte Glückseligkeit in deinem inneren Raum, deinem Zuhause, finden kannst.

TIPP

Fühle Liebe in allen Dingen. Liebe deinen Nächsten wie dich selbst, sei achtsam bei deinen Handlungen. Quäle dich nicht oder opfere dich nicht auf, komm in eine herzweite Aufrichtung und werde dir der Liebe bewusst, die in allem fließt, was du berührst, das dich berührt. Verbinde dich mit dem Element Luft, mit dem Wind und deinem Atem. Sei dankbar für den neuen Tag. Lass dich von jedem Luftzug an dein Lebenselixier Nummer eins, die Luft, die dich umgibt, erinnern.

DAS FÜNFTE CHAKRA

VISHUDDHA CHAKRA

Dein fünftes Chakra, oder auch Kehlkopfchakra, ist der Sitz deiner Individualität, deines Selbstausdrucks – durch Worte und Taten, durch deine körperliche Haltung, deine Beziehungen, deine Werte, deinen Standpunkt und deine Wahrheit, dein offenes Ohr und dein Verständnis für andere Meinungen. Es verbindet dich mit deinem höheren Verstand und gilt als Quelle der Kommunikation, der Verständigung zwischen dir und anderen, zudem dient es der Wahrheitsfindung, der Wahrheit tief in dir und deiner gelebten Wahrheit.

DEINE AUTHENTISCHE KOMMUNIKATION NACH INNEN UND AUSSEN

Wie teilst du dich mit, wie vermittelst du zwischen dir und der Welt und wie drückst du dich über deine Körpersprache aus? Wie ist deine Mimik, deine Haltung und wohin lenkst du deine Gedanken? Alle deine Gedanken sind in deinem Gesicht ablesbar, ein Zucken, ein Kopfneigen, ein unbewusstes Nicken oder ein Blinzeln können direkt entschlüsselt werden. Hier, im fünften Chakra, sitzt die Einzigartigkeit eines jeden von uns. Niemand hat deine Stimme, dein Lächeln, niemand drückt sich so aus, wie du es tust, und niemand außer dir kann für dich innere Klarheit finden. Du brauchst keine Angst zu haben, dich auszudrücken. Bleib bei der Wahrheit und spiel niemandem, auch nicht dir selbst, etwas vor. Denk daran, die Wahrheit hat immer Bestand, und Lügen haben kurze Beine. Drück dich authentisch aus, und du wirst nicht zurückgewiesen, alle Türen werden dir offenstehen, wenn deine Individualität echt ist.

Bestimmt hast du schon festgestellt, dass wir das Körperliche, das Mentale, das Grob- und Feinstoffliche nicht trennen müssen, sondern dass es auf allen energetischen Ebenen und mit dem Universellen freundlich vereint ist. Das, was so oft belächelt wird, weil es nicht greifbar scheint und uns alle beeinflusst. Ich glaube, dass die Menschheit schon längst ausgelöscht wäre, wenn wir nicht einen großen Auftrag hätten. Was meinst du?

Es lohnt sich, ein gutes Leben zu leben, in Liebe und Freundlichkeit miteinander umzugehen und in Weisheit zu wachsen, sein Dharma, also seinen ganz persönlichen Weg, zu finden, all die mitgebrachten Gaben zu leben, andere zu inspirieren und Zornesfalten glattzubügeln. Lausche dem Wind, er hat so viel zu erzählen. Hör Kindern zu, beobachte alte Menschen und betrachte sie aus der Sicht des fünften Chakras heraus, aus einer universellen und ganzheitlichen Sichtweise. Was drücken sie aus? Wie ist ihre Haltung? Nähere dich ihnen und höre dir ihre Geschichten an. Es ist so wundervoll. Ich könnte den ganzen Tag nichts anderes tun.

Meine Oma – das fünfte Chakra auf zwei Beinen

Das fünfte Chakra möchte, dass wir uns von alten Denkmustern und aus Situationen lösen, die schon lange keine Gültigkeit mehr haben. Als ich das erkannt habe, wurde mein Leben leichter und freier. Ich bin unter dem luftigen Sternzeichen der Zwillinge geboren und eine Macherin. Ich liebe es, zu kommunizieren, mit Menschen zu sein. Ich lebe in einer wohlwollenden Familie und einem sehr herzlichen Freundes-

kreis – alle respektieren und sehen sich gegenseitig. Von klein auf war ich da, wo ich hingekommen bin, herzlich willkommen, und meine Großeltern haben mir gezeigt, wie wertvoll das Miteinander und die Familie sind. Meine Oma konnte in jedem Geschäft, in jeder Firma anrufen und hat immer genau das bekommen, was sie wollte. Sie hat es sogar geschafft, dass in ihrer Straße eine zusätzliche Bushaltestelle vor ihr Haus gebaut wurde, damit sie nicht zu weit in die eine oder andere Richtung laufen musste. Welch unglaubliche Kraft in ihren Worten lag! Ich glaube, sie hat trotz oder gerade wegen ihrer Lebensgeschichte stets das Gute für alle gesehen, hatte immer das große Ganze im Blick und die Familie fest im Griff. Sie konnte stundenlang zuhören – glaubt mir, meine Lovestorys waren lang! Sie hatte tolle Tipps, die ich nur manchmal befolgte, und ich wusste, dass sie immer aus ihrem Herzen heraus sprach. Und sie konnte sehr bestimmend sein: Sie nahm ihr Telefon und hat mehrere Leute liebevoll dazu verdonnert, sie am Zug abzuholen. Unabhängig voneinander – damals ohne Handys – standen drei Autos mit je zwei Personen am Bahnhof, um Oma Lotte abzuholen. Wie sie sich gefreut und in die Hände geklatscht hat, dass wir alle da waren, um sie abzuholen! Fünftes Chakra!
Was lernen wir daraus? Nimm's leicht und sprich aus, was du möchtest. Schlimmeres als ein »Nein« kannst du dir nicht einhandeln. Lache, denn es wird Situationen in deinem Leben geben, die blöd sind und die du dir anders gewünscht hättest. Löse dich von Lästerei und dummem Gerede und mach es wie Oma Lotte. Sei freundlich zu dir selbst und zu anderen, es lohnt sich.

Element und Farbe

Das fünfte Chakra ist dem Element Raum zugeordnet. Wie empfindest du dieses Element, zum Beispiel den Raum, in dem du dich gerade befindest? Den Raum in dir selbst?
Diesem Chakra ist die Farbe Blau zugeordnet, sie schwingt in derselben Frequenz wie Chakra Nummer fünf, und du kannst es stimulieren, indem du dich mit dieser Farbe, auch in verschiedenen Nuancen, verbindest. Ob du willst oder nicht, ob es dir bewusst ist oder nicht: Sobald dein Auge etwas Blaues sieht, springt sofort das fünfte Chakra an. Hast du etwas in dieser Farbe in deinem Schrank oder als Dekoration in deinem Zuhause?

Sinn

Dem Vishuddha Chakra sind die Ohren und die Stimmbänder als Handlungsorgane zugeordnet. Und wenn du dir kurz mal die Ohren zuhältst, was hörst du? Deine innere Stimme? Was möchte sie dir sagen? Was ist deine Wahrheit?

Da ist sie wieder, diese kleine, kurze Meditation, mit dem Auftrag, hinzuhören. Und auch schöne Worte zu sagen, um mitzuteilen, was dir wichtig ist.

Nahrungsmittel

Blaue Früchte wie Weintrauben oder Feigen sind diesem Zentrum zugeordnet, und das Lebensmittel, das dem fünften Chakra am meisten entspricht, es nährt und ausgleicht ist Honig – oder auch Apfeldicksaft, wenn du keinen Honig essen möchtest.

Körperliche Entsprechung

Das Dhatu, also die körperliche Entsprechung, das Körpergewebe ist unsere Haut. Sie ist dir schon beim Herzchakra begegnet – aber dort wird sie als Sinnesorgan verstanden, das Berührungen zulässt, spürt und gibt. Hier ist die Haut eine Art schützendes Zelt, ein Schutzschild. Mit diesem Aspekt ist auch die Schilddrüse verknüpft, die ebenfalls dem fünften Chakra zugeordnet ist: Sie dient als Schutzschild vor bösen Angriffen mit Lästereien und Lügen.

Bija-Mantra

Das Bija-Mantra des Kehlkopfchakras ist HAM.

Menschen mit ausgeglichenem fünftem Chakra...

... sind in der Lage, sich frei zu äußern und ihre Empfindungen auszudrücken. Sie sind gute Zuhörer, sie lieben Kommunikation, sie können streiten, sind aber genauso an Versöhnung interessiert. Sie können ihre inneren Botschaften in Verbindung mit dem höheren Verstand leicht verständlich und authentisch weitergeben. Sie können alte Verletzungen hinter sich lassen, sie vergessen nicht, aber sie vergeben. Das können sie, weil sie ihren Platz in der Welt selbstsicher einnehmen und emotional ausgeglichen sind. Sie öffnen sich mit Leichtigkeit für subtilere Ebenen und finden innen wie außen Klarheit. Sie wissen um ihre Einzigartigkeit und lassen anderen Menschen und Lebewesen die ihre. Sie sind die besten Lehrer, denn sie haben ein Gespür dafür, was ihr Gegenüber gerade braucht. Ihre Grundenergie ist die Wahrheit. Ihr Motto ist: Kommuniziere mit dem Leben, mit allem Lebendigen und mit dem Höheren, das in jedem von uns fließt. Es sind die charismatischsten Menschen mit der großen Gabe, sich gesellschaftlich zu engagieren. Kennst du jemanden, der oder die so ist? Bist du es?

Menschen mit zu hoch schwingendem fünftem Chakra ...

... haben sehr viel Energie in ihrem Sprachorgan, sie reden ohne Punkt und Komma

und unterbrechen andere. Sie versprechen oft etwas, das sie nicht einhalten können. Sie lügen und belügen sich selbst und andere. Sie sind hervorragende Verkäufer, oft laut und schnell, sie quasseln gerne und ruinieren oft ein anfänglich gutes Gespräch mit ihrem Gerede.
Sie wirken dauergestresst und laufen auf Hochtouren, bis sie nicht mehr können. Ähnliche Symptome zeigen sich übrigens bei einer Schilddrüsenüberfunktion.

Menschen mit zu niedrig schwingendem fünftem Chakra ...

... haben oft Angst, sich auszudrücken, weshalb sie sich lieber raushalten und zurückziehen. Sie schweigen meist und bekennen ungern Farbe: Es ist ein Unterschied, ob man passiv zuhört oder sich mit einem »dazu sage ich jetzt nichts« positioniert. Sie haben Angst vor Konfrontation und Zurückweisung und möchten sich nicht verpflichten. Sie nehmen die Welt oft farblos wahr, träumen wenig und sind oft viel zu hart zu sich selbst. Sie sind überzeugt, dass niemand sie versteht. Sie meckern und jammern gern grundlos, selbst schöne Momente werden negativ betrachtet, sie werden das Haar in der Suppe schon finden. Sie verstricken sich oft in einem Netz aus Lügen, bis niemand mehr weiß, auch sie selbst nicht, was wahr und was unwahr ist.

Psychische Auswirkungen: Traurigkeit, Unerfülltheit, Stimmungsschwankungen, Hoffnungs- und Antriebslosigkeit – ähnliche Symptome wie bei einer Schilddrüsenunterfunktion.
Physische Auswirkungen: Entzündungen des Mundraumes, Zahnfleischs, Rachens, der Nebenhöhlen, Ohren und allgemeine Antriebslosigkeit. Über- oder Unterfunktion der Schilddrüse, Hormonschwankungen, Schmerzen in Schultern und/ oder Halswirbelsäule.

ASPEKTE: VISHUDDHA CHAKRA

Name: Kehlkopfchakra, Vishuddha Chakra

Sitz: Kehlkopf

Farbe: Hellblau

Element: Raum

Sinn: Hörsinn

Handlungsorgan: Stimmbänder

Körperentsprechung: Haut (als schützendes Zelt)

Zugehöriges Organ: Schilddrüse

Nahrungsmittel: Honig, Apfeldicksaft, Leinsaat, Hagebutten, Chiasamen

Tiersymbol: Weißer Elefant

Aroma: Manuka, Salbei, Pfefferminze

Edelstein: Aquamarin, Opal, Türkis

Lebensthemen: Kommunikation, Sprache, Ausdruck über Worte und Körpersprache, Wahrheit, Zuhören, Selbstausdruck, Charisma, Ausstrahlung, Authentizität, Wachstum, Stimme, Mimik

Bija-Mantra: HAM

DAS FÜNFTE CHAKRA UND SEIN ORGAN: DIE BOTSCHAFT DER SCHILDDRÜSE

Das fünfte Chakra beeinflusst die Gesundheit der Schilddrüse und somit die Hormongesundheit. Darüber hinaus werden die Kiefergelenke, Ohren und Halswirbelsäule mit dem Kehlkopfchakra in Verbindung gebracht.

BIO-FACTS: SCHILDDRÜSE

- Die Schilddrüse wiegt ca. 20 bis 25 g und ist schmetterlingsförmig.
- Sie liegt vor der Luftröhre, knapp unterhalb des Kehlkopfs.
- Die Hormone Thyroxin (T4) und Trijodthyronin (T3), die den Stoffwechsel und den Energiehaushalt regeln, werden von ihr produziert.
- Sie ist wichtig für Wachstum und Entwicklung sowie die Regulation der Körpertemperatur.
- Außerdem steuert die Schilddrüse den Kalziumhaushalt im Körper.
- Die Schilddrüse ist die größte endokrine Drüse, das heißt, sie gibt Hormone direkt ins Blut ab.

Ich spreche sehr viel, unterrichte Yoga mit allem, was dazugehört, blühe in Workshops auf und bilde in meiner Yogaschule Yogalehrer aus. Ich lehre in Schulen, Kindergärten und Unternehmen in Coburg. Ich liebe es, mich zu unterhalten, liebe Sprachnachrichten und bin trotzdem eine exzellente Zuhörerin, denn dadurch habe ich am meisten gelernt. Außerhalb meiner Yogaklassen spreche ich erst, wenn ich ge-

fragt werde oder wirklich einen megaguten Tipp habe.
Aber ich musste auch erst lernen, meine Stimme und Sprechfähigkeit sinnvoll einzusetzen. Dazu eine kleine Anekdote aus meinem Leben: Ich unterrichtete in einem Hotel eine Yin-Yogaklasse. Ein Gast fühlte sich in meiner Stunde offensichtlich nicht so ganz wohl und wandte sich an die Rezeption: »Wenn ich unterhalten werden möchte, höre ich einen Podcast und gehe nicht in eine Yogastunde.« Okay, dadurch habe ich etwas gelernt! Stille ist im Unterricht auch wichtig – wobei ich meiner Meinung nach in dieser Yinstunde fast nicht geredet habe ... Vielleicht hätte ich noch weniger sprechen sollen. Obwohl ... die Idee mit dem Podcast ist wirklich gut!

Der Schmetterling im Hals

Die Schilddrüse ist für mich als Romantikerin der bunte Schmetterling im Hals. Ich liebe diese Idee. Ein Schmetterling ist filigran und leicht. Er ist so zart und wirkt so zerbrechlich. Genauso ist das mit unseren Worten. Ein gesprochenes Wort kann erhebend, aber auch verletzend sein. Sei also achtsam mit deinen Äußerungen. Die Schilddrüse liegt zwischen dem Herzen und dem Kopf, am Übergang vom Rumpf zum Kopf. Da ist aus energetischer Sicht ziemlich viel los. Und die Schmetterlingsdrüse hat durch die Hormone, die sie produziert und direkt in die Blutbahn abgibt, einen großen Einfluss auf alle Bereiche unseres Körpers.

Ich fasse zusammen, dass die Schilddrüse eine der wichtigsten Aufgaben übernimmt, wenn es um den Ausdruck unserer Seele geht. Wir sollten den Anspruch haben, »reine Seelen« zu sein und uns klarmachen, dass unser Bewusstsein in einem Zustand des Friedens besser in der Welt wirken kann. Der Schleier und die Filter, denen unser Geist meist ausgesetzt ist, werden weichen, wenn wir in Wahrhaftigkeit leben. Das ist die Idee, die wir von ganz unten, aus dem Wurzelchakra, mitbringen und über alle vorherigen Chakras mitziehen. Wie schön ist die Idee des Wachsens und Erwachens? Die heilsamste Kraft der Schilddrüse ist die Dankbarkeit.

YOGA FÜR DAS VISHUDDHA CHAKRA: LEICHTIGKEIT UND FREIRAUM

Was können wir tun, um unsere Energie in den mit dem fünften Chakra verbundenen Bereichen zum Fließen zu bringen, auszugleichen, um leicht und frei zu werden wie der Schmetterling? So wie es um die Kraft deiner Sprache bestellt ist, so gestaltet sich deine Welt. Sei also ehrlich zu dir und anderen und erinnere dich: Du bist, was du aussprichst. Ich habe dir ein paar Yogaübungen herausgesucht, die direkt auf den Bereich deines fünften Zentrums wirken.

Wir beginnen mit einer schönen und einfachen Übung, dem Kopfkreisen. Sie fährt dein Nervensystem herunter, Stress und Anspannung auf körperlicher und/oder mentaler Ebene dürfen sich verzupfen. Genieße achtsam diese tiefgreifende Übung für dein fünftes Energiezentrum und alle Bereiche drumherum.

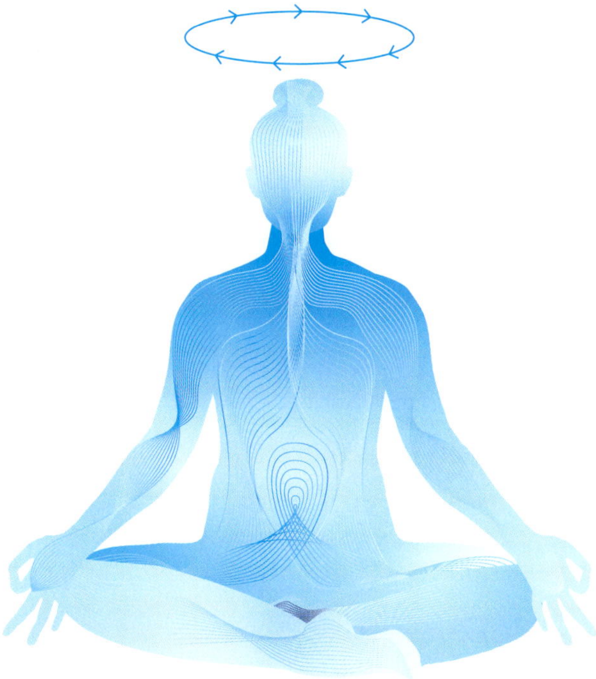

Kopfkreisen

ÜBUNG

KOPFKREISEN: FINDE ZU DEINEM UREIGENEN AUSDRUCK

- Setze dich in einem bequemen Sitz wie dem Schneidersitz auf die Matte und lege deine Hände entspannt auf die Oberschenkel.
- Schließe die Augen, entspanne die Schultern und richte deine Aufmerksamkeit auf das fünfte Chakra, die Schilddrüse, den Nacken und die Halsseiten.
- Beginne in Ruhe den Kopf zu kreisen. Lass ihn langsam kreisen, ohne dabei zu sehr in den Nacken zu fallen. Atme eine ganze Runde ein und eine ganze Runde aus.
- Nach ungefähr zwei Minuten wechsle langsam und behutsam die Richtung, atme wieder eine Runde ein und eine Runde aus.
- Nach etwa zwei Minuten beende das Kreisen und bring den Kopf in die Mitte über den Nacken. Richte den Oberkörper auf, lasse die Kopfkrone in Richtung Himmel wachsen und spüre mit geschlossenen Augen nach.
- Wie fühlen sich Kehlraum und Nacken an?

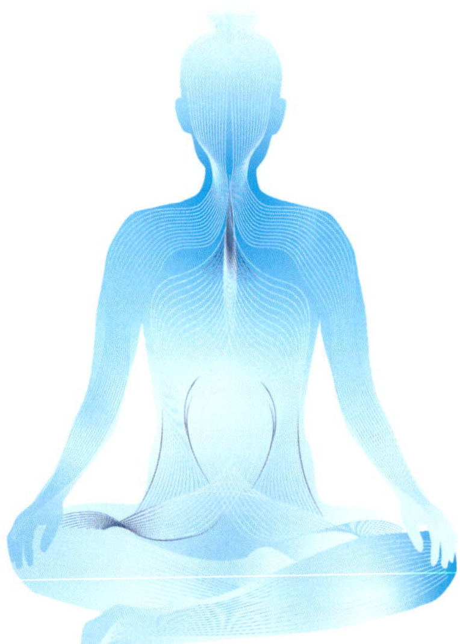

Schneidersitz

ANATOMISCHE EFFEKTE:

Diese Übung lockert und löst muskuläre Anspannung in Nacken, Kiefer, Halswirbelsäule und in der gesamten Kopfpartie. Es fließt frisches Blut zu den Ohren, den Augen und zum Gehirn, die Schilddrüse bekommt eine liebevolle Massage. Darüber hinaus löst sich Anspannung durch die meditative Bewegung – nicht nur auf körperlicher Ebene, sondern auch auf mentaler Ebene.

YOGATHERAPEUTISCHE EFFEKTE:
Übe langsam und in Ruhe und lasse dich von deinem Atem tragen. Werde dir bewusst, dass diese kreisende Bewegung deines Kopfs mehr ist als nur eine Übung. Diese Übung erweckt deine Sensibilität auf allen Ebenen. Sie stellt die Zustimmung dar, dir auch in sich wiederholenden und langatmigen Momenten treu zu bleiben. Die meditative Bewegung des Kopfes, die sanfte Massage der Schilddrüse und die Mobilisierung der Halswirbel schenken dir die kraftvolle Überzeugung, dass du dich nicht mehr zu verstecken brauchst, weder vor dir noch vor anderen.

ENERGETISCHE EFFEKTE AUF DAS HALSCHAKRA:
Dein fünftes Chakra wird vitalisiert und energetisiert. Durchflute dein fünftes Chakra mit sprudelnder und wahrhaftiger Energie. Sei dir bewusst, dass sich Anspannung und Verspannung lösen dürfen und sich alles zu deinem Besten entwickeln wird, wenn du dir der Kraft dieses Zentrums bewusst wirst.

BLICK AUF DIE SCHILDDRÜSE:
Deine Schilddrüse wird stimuliert, erwärmt, durchblutet und bei ihrem Dienst, den sie für dich leistet, unterstützt. Durch tiefes Atmen kommt sie in ihre Kraft und Energie. Nimm diese Übung wahr, als würdest du in diese Drüse hineintauchen, um mögliche Angst zu kommunizieren oder dich auszudrücken, erfahre den Mut, mitzuteilen, was dich bewegt. Verbinde dich bewusst mit deiner Schilddrüse, dem Schmetterling in deinem Hals. Schick ihr Kraft und Energie, atme während der Übung tief in sie hinein, dankbar und wertschätzend.

Die Zahl Acht und ihre Kraft möchten dir bei der folgenden Übung ein ruhiges, entspanntes, ausgeglichenes Empfinden schenken und dir das Gefühl von Unendlichkeit vermitteln. Diese Übung kannst du immer dann ausführen, wenn du einen Energieschub brauchst, die Konzentration schärfen möchtest oder deiner Halswirbelsäule nach einem langen Tag am Schreibtisch Gutes tun willst.

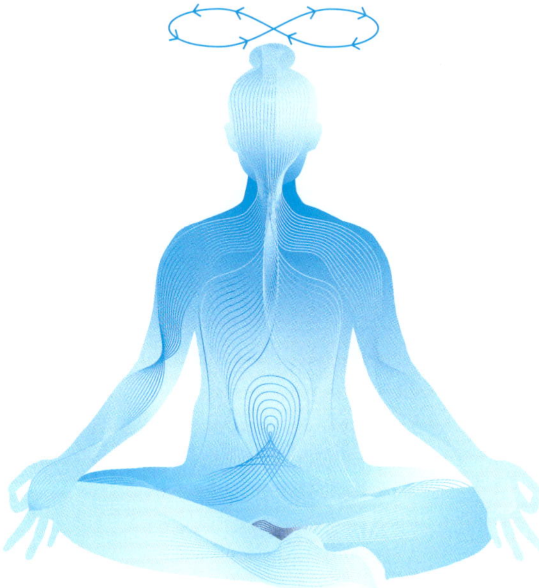

Kopfbewegung Liegende Acht

ÜBUNG

KOPFBEWEGUNG LIEGENDE ACHT: NUTZE DIE KRAFT DEINES ATEMS, UM IN LEICHTIGKEIT PRÄSENT ZU SEIN

- Setze dich im Schneidersitz oder einer anderen bequemen Haltung auf die Matte und lege deine Hände entspannt auf den Oberschenkeln ab.
- Schließe die Augen, entspanne die Schultern und richte die Aufmerksamkeit auf dein fünftes Chakra, die Schilddrüse, den Nacken und die Halsseiten.
- Beginne, den Kopf in einer liegenden Acht zu bewegen. (Stelle dir vor, du würdest mit einem Stift an der Nasenspitze eine liegende Acht an die Wand malen.)
- Nach ungefähr zwei Minuten wechsle die Richtung.
- Atme ruhig und spüre anschließend im Sitzen mit geschlossenen Augen nach. Lenke dabei deine ganze Konzentration auf deinen Kehlkopfraum und deinen Nacken. Was spürst du, was nimmst du hier jetzt wahr?

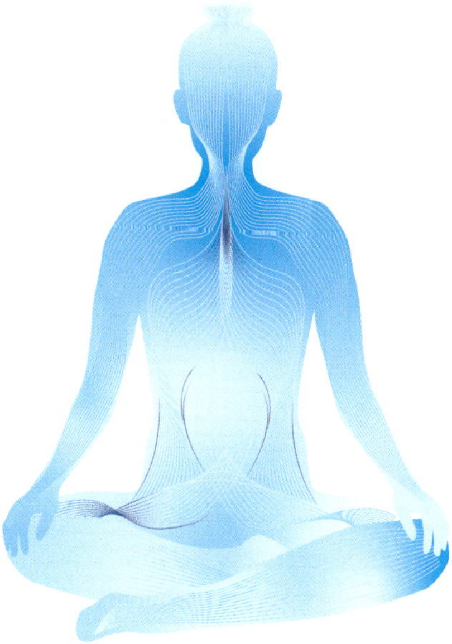

Schneidersitz

ANATOMISCHE EFFEKTE:

Diese Übung ist für deine Halswirbelsäule ein großer Segen und löst Verspannungen in Nacken, Hals und Kiefermuskulatur. Es fließt viel frisches Blut zu Augen, Ohren und Gehirn und die Schilddrüse wird sanft massiert. Nach dieser Übung haben die meisten Teilnehmer in meinen Kursen rote Wangen, so frisch und vitalisierend ist sie. Durch die Acht-Bewegung werden beide Gehirnhälften aktiviert und harmonisiert, das Denken wird leicht und klar.

YOGATHERAPEUTISCHE EFFEKTE:

Diese Übung dient dir auf mehreren Ebenen. Der wichtigste Aspekt ist, dass sie dich dabei unterstützt, dich von alten Mustern und zwanghaften Denkweisen zu befreien. Die sich immer wiederholende meditative Achterbewegung des Kopfes, die sanfte Massage der Schilddrüse, die Mobilisierung der Halswirbel und das Schaukeln zwischen beiden Gehirnhälften vermitteln dir die kraftvolle Überzeugung, dass du dich nicht mehr zu verstecken brauchst, weder vor dir selbst noch vor anderen.

ENERGETISCHE EFFEKTE AUF DAS HALSCHAKRA:
Dein fünftes Chakra wird vitalisiert und energetisiert. Durchflute dein fünftes Chakra mit sprudelnder und wahrhaftiger Energie. »Begib dich auf die Suche nach deinem authentischen Selbst, denn dies ist der sicherste Weg zum Glück.« Diesen Satz hat mir eine geschätzte Yogakollegin mit auf den Weg gegeben, und ich habe ihn tief verinnerlicht, weil ich finde, dass er hervorragend zum fünften Chakra passt. Probiere aus, ganz zu dir zu stehen. Es ist einfacher, als du glaubst.

BLICK AUF DIE SCHILDDRÜSE:
Die Schilddrüse wird stimuliert, erwärmt, durchblutet und bei ihrem Dienst, den sie für dich leistet, unterstützt. Durch tiefes Atmen kommt sie in ihre Kraft und Energie. Nimm diese Übung wahr, als würdest du in diese Drüse hineintauchen, um mögliche Angst, die dich hindert, frei zu kommunizieren oder dich auszudrücken, zu lösen, und erfahre den Mut, mitzuteilen, was dich bewegt. Verbinde dich bewusst mit deiner Schilddrüse, dem Schmetterling in deinem Hals. Schicke ihr Kraft und Energie, atme während der Übung tief in sie hinein, sei dabei dankbar und wertschätzend.

Die Bienenatmung ist im Kinderyoga das Highlight, aber für Erwachsene manchmal etwas befremdlich. Hinsetzen und wie die Hummeln summen – komisch. Dabei tut sie so gut und wirkt unglaublich beruhigend auf das gesamte Nervensystem und aktiviert sanft das Halschakra. Lass dich überraschen. Danach werden sich deine Ohren klar, sauber und offen anfühlen. Diese Übung kannst du auch zum Einschlafen nutzen: Wenn dein Tag voll war und dir das Zur-Ruhe-Kommen schwerfällt, lege dich ins Bett, schließe die Augen und brumme dich in den Schlaf. Dabei brauchst du deine Ohren nicht zuzuhalten. Der tiefe Summton wird dich schläfrig machen und beruhigen.

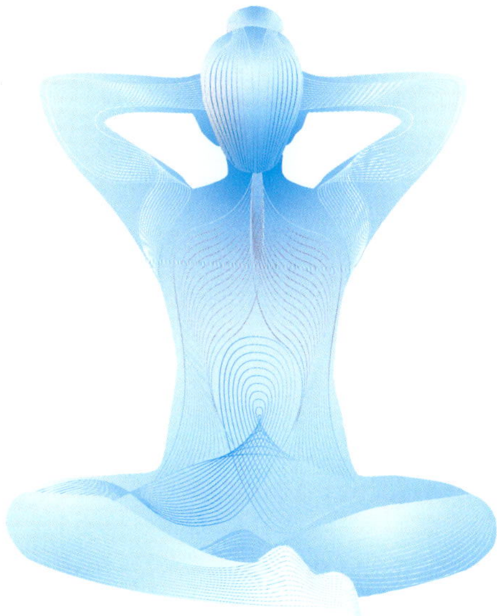

Bienenatmung

ÜBUNG

BIENENSUMMEN: LAUSCHE NACH INNEN – DIE VIBRATION BEFREIT DICH VON ALLEN UNWAHRHEITEN

- Setze dich im Schneidersitz oder in einer anderen bequemen Sitzhaltung auf die Matte (oder auf eine Stuhl- oder Sofakante).
- Lege deine Hände entspannt auf die Oberschenkel.
- Atme aus. Drücke die Handflächen so fest auf deine Ohren, dass du nichts mehr von außen hörst.
- Atme langsam und lang ein, produziere ein Brummen mit den Lippen, indem du sie ganz locker aufeinanderlegst und ein lang gezogenes »mmmmmm« summst.
- Summe bis zum Ende der Ausatmung, atme langsam und tief durch die Nase ein und summe wieder in aller Ruhe mit der Ausatmung.
- Achte darauf, dass du deinen Mund geschlossen lässt. Wiederhole dies, sooft du möchtest.
- Nimm die Hände von den Ohren und spüre mit geschlossenen Augen einen Moment nach.

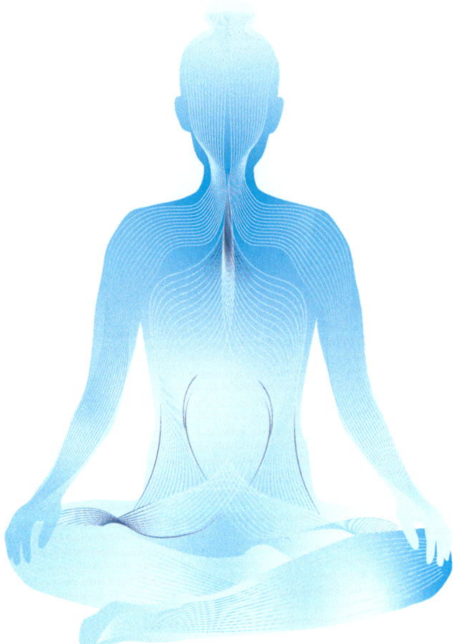

Schneidersitz

ANATOMISCHE EFFEKTE:

Dein Gedankenkarussell kommt schnell zur Ruhe, denn es ist nichts anderes in deinem Kopf als dieses Brummgeräusch. Die damit erzeugten Vibrationen wirken in verschiedenen Resonanzräumen deines Körpers und können helfen, Verspannungen im Kopf-, Nacken- und Brustbereich zu lösen. Durch das Summen schwingen deine Stimmbänder und stimulieren einen sehr wichtigen Nerv: Der Vagusnerv ist für die Beruhigung des vegetativen Nervensystems zuständig, sorgt dafür, dass du dich entspannst und ruhig wirst. Dein Gehirn wird durch das monotone tiefe Geräusch in einen ausgeglichenen Zustand versetzt. Wenn sich dein Gehirn entspannt, verlangsamen sich Herz- und Pulsschlag. Deine Stimme wird klarer und geschmeidiger, außerdem wirst du wahrscheinlich weniger anfällig für Atemwegserkrankungen und Halsschmerzen. Wenn du häufig Kopfschmerzen hast, versuche öfter, diese Atemübung als wirksame Prophylaxe in deinen Alltag einzubauen.

YOGATHERAPEUTISCHE EFFEKTE:

Bhramari, das Bienensummen, löst bei regelmäßiger Übung Anspannungen und Ängste. Es heißt sogar, dass Wut und Ärger verschwinden und sich die Konzentration verbessert. Das Summen versetzt dich sofort ins Hier und Jetzt und lässt dich für den Moment alles um dich herum vergessen. Es zeigt dir, wie gut aufgehoben du in diesem Moment und damit in deinem Leben bist.

ENERGETISCHE EFFEKTE AUF DAS HALSCHAKRA:
Dein fünftes Chakra wird durch die Schwingung deiner Stimmbänder vitalisiert und energetisiert. Wenn Anspannung, Angst, Wut und Ärger verschwinden, ist es ganz leicht, deine Wahrheit auszusprechen, dich zu zeigen und für deine Werte einzustehen. Sei dir bewusst, dass dein fünftes Energiezentrum mit dem dritten Energiezentrum kommuniziert und deine innere Kraft und Stärke dir den Mut schenkt, deine Worte klar und deutlich auszusprechen.

BLICK AUF DIE SCHILDDRÜSE:
Deine Schilddrüse wird stimuliert, erwärmt, durchblutet und bei ihrem Dienst, den sie für dich leistet, unterstützt. Durch tiefes Atmen kommt sie in ihre Kraft und Energie. Nimm diese Übung wahr, als würdest du in diese Drüse hineintauchen, um Ängste zu kommunizieren, dich auszudrücken, und finde so den Mut, mitzuteilen, was dich bewegt. Verbinde dich bewusst mit deiner Schilddrüse, dem Schmetterling in deinem Hals. Schicke ihr Kraft und Energie, indem du tief in sie hineinsummst. Sie wird es dir mit Gesundheit danken, dass du dich um sie bemühst.

WAS ZWISCHEN DEN WORTEN LIEGT

Das *Tao Te King* (das klassische Weisheitsbuch des Taoismus von Lao-Tse) hat folgende Idee zum Raum, und ich übertrage sie auf unser Thema, da der Raum das Element des fünften Chakras ist: Lehm wird nach Lao-Tse geformt, um daraus eine Tasse zu machen, doch erst der leere Raum darin ermöglicht es ihr, Wasser aufzunehmen. Wände werden errichtet, um einen Raum zu schaffen, doch erst indem man Fenster und Türen freilässt, kann der Raum betreten und darin gelebt werden. Sei dir deiner Worte bewusst, wie sie durch den Raum fliegen, wie du andere erreichst, wie du Energie aussendest und wie Energie zu dir zurückkommt, wenn du etwas sagst und/oder über deine Körperhaltung ausdrückst. Menschen mögen lügen, ihre Aura (siehe Seite 173) aber lügt nie.

Die Schulterbrücke haben wir bereits beim zweiten Chakra für die Nieren geübt, nun richten wir die Aufmerksamkeit auf das Kehlkopfchakra. Der Kehlraum wird in der Schulterbrücke zart komprimiert und du kannst die dabei entstehende Energie bündeln und für dich nutzen.

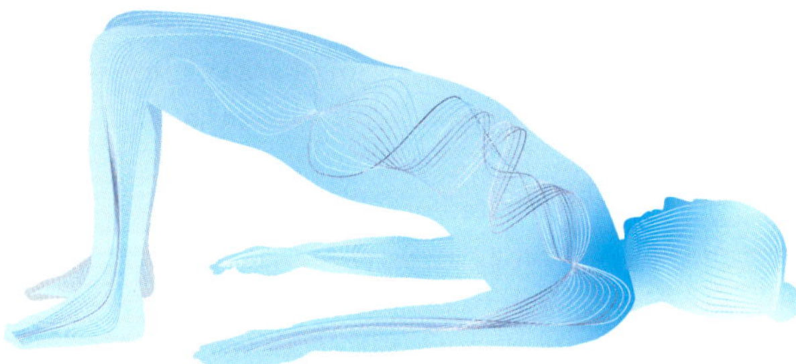

Schulterbrücke

ÜBUNG

SCHULTERBRÜCKE: ZENTRIERE DICH IM HALSZENTRUM

- Lege dich auf den Boden und stelle beide Füße so auf, dass zwischen den Knien etwas Platz bleibt – in etwa so viel, dass ein Tennisball dazwischen passen würde. Die Fersen sind vom Gesäß eine knappe Fußlänge entfernt.
- Lege deine Arme neben deinen Körper. Atme aus.
- Mit der Einatmung hebe dein Gesäß an, bis deine Leisten sich weit und frei anfühlen. Deine Körperrückseite wird stark und hebt dich aus der Kraft all ihrer Erfahrungen an.
- Lasse den Kopf unbedingt gerade ausgerichtet und lege ihn nicht auf ein Kissen oder einen Block, damit deine Halswirbelsäule sich nicht verdreht oder überdehnt wird.
- Richte deine Aufmerksamkeit auf den Kehlraum und atme ruhig und gleichzeitig entschlossen in diesen Bereich. Fühle, wie Wärme und Energie entstehen. Und erinnere dich an deine Wahrheit, deinen Ausdruck, deine Individualität.

- Mit deiner Ausatmung rolle dich Wirbel für Wirbel wieder zum Boden ab.
- Atme ein, hebe den Rücken an und lass dich mit deiner Ausatmung vom oberen Rücken wieder sinken.
- Wiederhole den Bewegungsablauf im Fluss deiner Atmung und werde immer durchlässiger und geschmeidiger.
- Nimm wahr, wie gut es dir tut, deine Körpervorderseite zu weiten, die Rückseite in die pure Kraft zu bringen und auch alles wieder loszulassen.
- Komme nach zwei bis drei Minuten in die Rückenlage, zieh deine Beine zu dir heran und spüre in Shavasana nach (siehe Seite 168 und Illustration unten) oder schließe die Schmetterlingsübung an (siehe Seite 81): Lege die Fußsohlen aneinander und lasse die Knie nach außen unten sinken. Wenn die Innenseiten deiner Oberschenkel zu sehr ziehen, lege deine Knie auf Blöcke, Kissen oder eine gefaltete Decke. Deine Hände kannst du neben den Körper oder auf die Innenseiten der Oberschenkel legen.

Achtung: Solltest du Probleme mit deiner Halswirbelsäule oder akute Migräne haben, übe diese Haltung nicht.

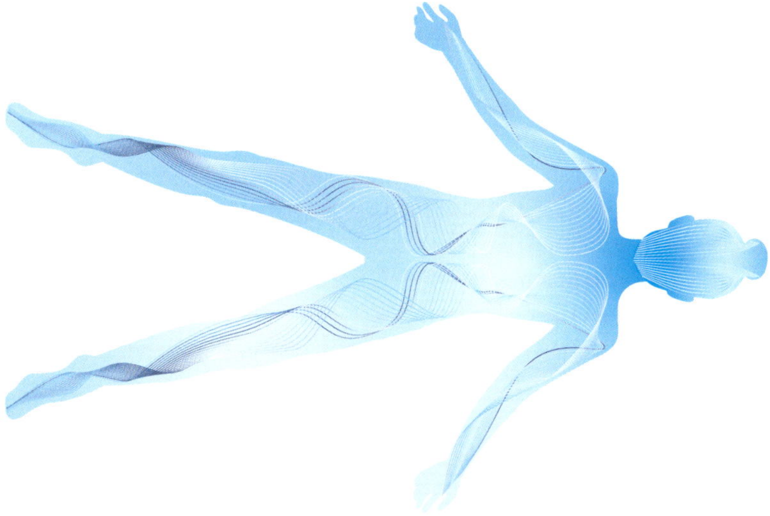

Shavasana

ANATOMISCHE EFFEKTE:
Die zarte Kompression des Kehlraums durchblutet und wärmt diesen Bereich. Diese Übung stimuliert effektiv Schilddrüse, Nieren und Nebennieren. Diese Organe werden auch »Wächter der Schönheit und Gesundheit« genannt, da lohnt es sich doch doppelt, die Gedankenkräfte und die Atmung besonders tief in diese Bereiche zu senden. In der Schulterbrücke wird die komplette Körperrückseite gekräftigt, von den Beinrückseiten über das Gesäß bis zum Rücken. Die Körpervorderseite erfährt Dehnung, Leisten und Brustraum werden geweitet, die Fußmuskulatur wird gestärkt und gibt dir über den Kontakt mit dem Boden Halt. Die Schulterbrücke löst Verspannungen und beruhigt das Nervensystem.

Beachte: Es geht nicht darum, wie hoch du dein Becken heben kannst. Es geht einzig und allein darum, dass du da bist, dass du dich mit dieser Übung körperlich, seelisch-geistig, energetisch und emotional verbindest.

YOGATHERAPEUTISCHE EFFEKTE:
Die Schulterbrücke lädt dich ein, dich auf den Weg zu machen. Nimm den Druck wahr, der in deinem fünften Chakra während des Haltens entsteht, und spüre die plötzlich wiedergewonnene Freiheit, wenn du dich ablegst. Nutze die Kraft des Bodens und der Erde, um deine Kräfte zu mobilisieren und Stück für Stück in die Höhe aufzusteigen. Sammle und entwickle Kraft über deine Körperrückseite und lasse über deine Körpervorderseite Freiraum entstehen.
Manchmal muss man sich plötzlich räuspern oder husten. Das ist gut – lass los!

ENERGETISCHE SICHTWEISE AUF DAS HALSCHAKRA:
Dein fünftes Chakra wird vitalisiert und energetisiert. Durchflute es mit sprudelnder und wahrhaftiger Energie. Dieses Energiezentrum liebt es, die Kraft zu bündeln, um dir die Stimme zu verleihen, mit der du dich völlig frei auszudrücken weißt. Wenn sich Anspannung im Bereich deines Kopfs löst, werden ungeahnte Kräfte freigesetzt, die dich beflügeln, zu dir zu stehen und deinen authentischen Weg zu gehen.

BLICK AUF DIE SCHILDDRÜSE:
Deine Schilddrüse wird stimuliert, erwärmt, durchblutet und bei ihrem Dienst, den sie für dich leistet, unterstützt. Durch tiefes Atmen kommt sie in ihre Kraft und Energie. Nimm diese Übung wahr, als würdest du in diese Drüse hineintauchen, um Ängste zu kommunizieren oder dich auszudrücken, erfahre den

Mut, mitzuteilen, was dich bewegt. Verbinde dich bewusst mit deiner Schilddrüse, dem Schmetterling in deinem Hals. Schick ihr Kraft und Energie, atme während der Übung tief in sie hinein. Dankbar und wertschätzend.

TIPP

Fühle Dankbarkeit gegenüber allem und allen. Hör zu und lausche. Selbst der Wind hat dir eine Geschichte zu erzählen, von seiner Reise durch die Wälder, über die Wiesen und durch die Haare der Menschen. Verbinde dich mit dem Element Raum, fühle Begrenzung und Ausdehnung, sei sanft in deinen Worten und bringe dennoch deine Individualität zum Ausdruck. Erfahre, wie du auch ohne Worte verstanden wirst.

Das Video zum fünften Chakra findest du im Anhang (Seite 175) unter dem QR-Code in einem Video, in dem ich das 5., 6. und 7. Chakra zusammengefasst habe.

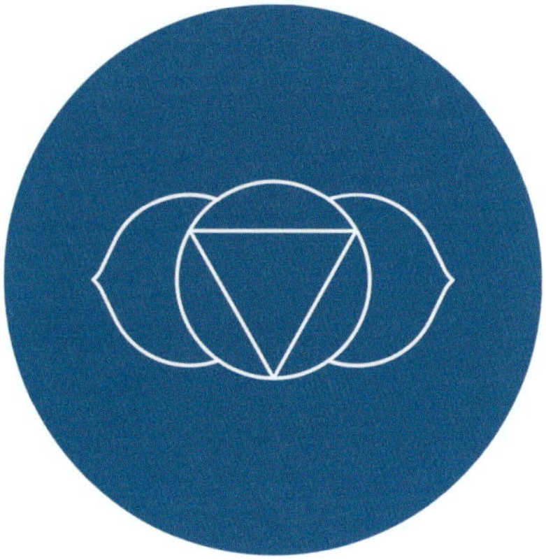

DAS SECHSTE CHAKRA

AJNA CHAKRA

Das sechste Chakra oder »das dritte Auge«, wie es auch genannt wird, gilt als Sitz der Intelligenz oder besser als der Ort, an dem unser Wissen zu finden ist und wir Entscheidungen treffen, ebenso die Konzentration und die Fähigkeit, sich auf die schönen Dinge des Lebens zu fokussieren. Die Yogaphilosophie verortet Buddhi in diesem Chakra, die reine Präsenz der Seele, die sich mit der Intuition verbinden möchte. Denn während der unbewusste Geist hin und her springt, verankert sich der erwachte Geist in der Kraft und Gegenwärtigkeit des sechsten Chakras. Unsere physischen Augen nehmen all die Dinge wahr, die millionenfachen täglichen Eindrücke, die auf uns einwirken. Das dritte Auge, unser sechster Sinn, möchte an die Intuition andocken und die tiefere Bedeutung hinter den Dingen verstehen.

DIE KRAFT DES INTUITIVEN VERSTEHENS

Wir dürfen lernen, wieder unserer Intuition zu vertrauen, auf unser Bauchgefühl zu hören und den Sinn für das Mystische zu entdecken. Wenn wir alles aus der rational-materiellen Perspektive betrachten, dann hat Spiritualität wenig Platz in unserem Leben. Es schlummern jedoch originelle Gedanken und Visionen in unserer Seele und durch die Aktivierung des sechsten Chakras können wir wieder mit ihr kommunizieren. So kehren wir in unsere Präsenz zurück, und unsere Gedanken hören auf, dauernd um Sorgen und Ängste zu kreisen. Das sechste Chakra möchte uns das intuitive Erkennen und bewusste Erfahren näherbringen und den Zugang zum universellen Wissen ermöglichen. Durch die Kraft unseres sechsten Chakras erhalten wir die Chance, uns zu entdecken und in unserer Gesamtheit zu erfahren. Das ist nicht immer einfach, denn es warten auch ein paar Schatten in deinem Inneren. Aber es lohnt sich, denn Selbsterforschung und -erkenntnis sind das Beste, was du in diesem Leben tun und erreichen kannst. Dich mit anderen Dingen abzulenken oder auf bessere Zeiten zu warten, bedeutet, deine unendlichen Chancen hier auf Erden zu verpassen.

Element und Farbe

Das Element des sechsten Chakras ist der Geist, der allumfassende Geist, die höhere Intelligenz, die das Universum durchwirkt. Die Farbe Lila, die diesem Chakra zugeordnet ist, steht für Fantasie und Spiritualität. Sie inspiriert uns zu höheren Zielen und regt unsere Vorstellungskraft an. Ich habe einen Nachbarn, der sich mit Farben und verschiedenen Farbenlehren sehr gut auskennt, wir sprechen immer wieder über die Chakras. Ich gebe zu, ich flippe bei Lila immer ein bisschen aus, weil ich es so schön finde! Mein Nachbar sagt, Violett hilft uns, den Sinn des Lebens zu finden und unser Bewusstsein zu erweitern. Es ist außerdem ein Symbol für die Zukunft, erzeugt Hoffnung und beruhigt gleichermaßen. Schön, oder?!

Sinn

Das sechste Chakra steht also nicht für einen der klassischen fünf Sinne, sondern für den sogenannten sechsten Sinn: für die direkte Verbindung zu unserer Intuition, zu unserer Wahrnehmungsfähigkeit jenseits aller körperlichen Sinnesorgane. Mit seiner Hilfe können wir hören und spüren, wenn beispielsweise ein leises »Nein« auftaucht, obwohl unser scheinbar so wichtiger Kopf laut »Ja« schreit. Unser immer aktiver Geist verwirrt allzu oft unser Denken und erschwert Entscheidungen mit seinen ängstlichen und sorgenvollen Einwänden im Strom seines ständigen Geplappers.

Nahrungsmittel

Das sechste Chakra ist geistig, es ist von spiritueller Kraft erfüllt. Deswegen geht es hier nicht darum, nur blaue Nahrungsmittel zu essen (wobei gegen Blaubeeren oder Pflaumen natürlich nichts einzuwenden ist), sondern mehr um die Essenz der Nahrung. Und diese findet sich am allerbesten in Kräutern und Gewürzen mit ihren wundervollen Düften und Aromen. Vor allem auf den Geist und die Psyche einwirkende Kräuter wie Johanniskraut oder Augentrost (ja, es hilft den Augen und vielleicht auch dem Dritten Auge in der Stirnmitte?) oder himmlische Gewürze wie Zimt und Koriander aktivieren und harmonisieren dein sechstes Chakra. Auch reiner Kakao, wie er in den wunderbaren Kakaozeremonien verwendet wird, ist Balsam für das sechste Chakra.

Körperliche Entsprechung

Ganz tief in unsere Wirbelsäule eingebettet liegt das Rückenmark, ein dicker Strang aus Nervenbahnen, der zusammen mit dem Gehirn das zentrale Nervensystem bildet. Über die Nervenbahnen des Rückenmarks wird das sogenannte periphere Nervensystem gesteuert. Dieses wiederum versorgt die Extremitäten sowie die Organe in Bauch- und Brusthöhle (also fast alle Organe, die auch mit unseren Chakras verbunden sind). Hauptsächlich aber ist das Rückenmark eine Art Standleitung unseres Gehirns mit der Muskulatur – weshalb Yoga mit seinen vielfältigen Bewegungen die perfekte Methode ist, Nervensystem und Muskulatur in einer wunderbaren Wechselwirkung zu aktivieren und zu stärken.
Aus spiritueller Sicht ist das Rückenmark das Tor für unseren Energiehaushalt. Fällt die Energie in die Tiefe des Beckens hinab, zieht es uns den Boden unter den Füßen weg. Erlauben wir es uns, die Energie aufsteigen zu lassen, alle Kraft aus den Organen und anderen Körperstrukturen über die Nervenbahnen im Rückenmark zu bündeln, werden wir kraftvoll, energetisch und unbesiegbar sein.

Bija-Mantra

Das Bija-Mantra des sechsten Chakras ist OM. Nach der indischen Philosophie ist das OM der Urlaut, aus dem das Universum entstanden ist, die eine Schwingung, die alles erschaffen hat.

Menschen mit ausgeglichen schwingendem sechstem Chakra …

… können sehr gut mit dem »Nichterklärbaren« leben und genau das ist die Quelle ihrer Spiritualität. Sie sind unvoreingenommen und nehmen bewusst wahr, ohne zu be- oder verurteilen. Sie leben im Hier und Jetzt ohne Anhaftung an Vergangenheit oder Zukunft. Ihre Intuition ist sehr gut ausgeprägt und sie handeln weise und gütig. Kennst du jemanden, der oder die so ist? Vielleicht du selbst?

Menschen mit zu hoch schwingendem sechstem Chakra …

… wollen gern die Klügsten sein und haben zu jedem Thema etwas zu sagen. Sie wollen ihre Interessen durchsetzen, auch auf die Gefahr hin, andere und sich selbst unter Druck zu setzen.

Menschen mit zu niedrig schwingendem sechstem Chakra …

… können sich schwer konzentrieren oder an einer Sache dranbleiben. Lieber stellen sie sich unwissend, möchten ihr Gesicht nicht verlieren. Aus Angst, etwas nicht zu verstehen oder nicht zu wissen, bemühen sie sich nicht und lassen lieber die Finger davon.

Psychische Auswirkungen: Orientierungslosigkeit in vielen Bereichen des Lebens, unnötige Sorgen und Ängste, Albträume, Wahnvorstellungen.
Physische Auswirkungen: Kopfschmerzen, Migräne, Augenerkrankungen, Gehirnerkrankungen, Nebenhöhlenentzündungen, Gedächtnisstörungen, neurologische Erkrankungen, Epilepsie.

ASPEKTE: AJNA CHAKRA

Name: Ajna Chakra, Drittes-Auge-Chakra, sechstes Energiezentrum

Sitz: Zwischen den Augenbrauen, hinter der Stirn

Farbe: Dunkelblau, Violett

Element: Geist

Sinn: Intuition

Handlungsorgan: Intellekt

Körperliche Entsprechung: Rückenmark

Zugehöriges Organ: Hypophyse, Augen

Nahrungsmittel: Brombeeren, Heidelbeeren, Auberginen, Koriander, Kakao, Augentrost, Johanniskraut

Tiersymbol: Keine Zuordnung, in manchen Überlieferungen der Adler

Aroma: Keine Zuordnung

Edelstein: Amethyst

Lebensthemen: Denken, Wissen, Intuition, Reflexion, Intellekt, Vorstellungskraft, übersinnliche Wahrnehmung, Träume, Wachheit, Hellsichtigkeit, Unvoreingenommenheit

Bija-Mantra: OM

DAS SECHSTE CHAKRA UND SEINE ORGANE: DIE BOTSCHAFT DER AUGEN UND DER HYPOPHYSE

Unser sechstes Chakra beeinflusst unsere Augen, die Hypophyse und darüber hinaus alle Bereiche, die hinter unserer Stirn liegen, wie die Nebenhöhlen sowie das Gehirn mitsamt der Gedächtnisfunktion.

BIO-FACTS: AUGEN

- Das menschliche Auge hat einen Durchmesser von etwa ca. 2,5 cm und ein Gewicht von etwa 8 g.
- Die Augen sitzen in den Augenhöhlen des Schädels.
- Sie empfangen Lichtreize und leiten sie ans Gehirn weiter, um Bilder zu erzeugen.
- Bestandteile der Augen sind Hornhaut, Pupille, Linse, Iris (Regenbogenhaut), Glaskörper, Netzhaut und Sehnerv.
- Sie ermöglichen Farben- und Tiefenwahrnehmung sowie die Regulierung der Lichtintensität.

»Die Augen sind der Spiegel der Seele.« Dieser Satz beschreibt das Phänomen der Augen beinahe schon ausreichend. Das kennst du sicher, denn du hast bestimmt schon mehr als einmal jemandem tief und länger in die Augen geschaut. Was hast du darin erkannt? Vielleicht sogar dich selbst? Es heißt, an den Augen kannst du alle Emotionen eines Menschen ablesen. Du kannst zum Beispiel an ihnen erkennen, ob das Lächeln im Gesicht deines Gegenübers echt ist oder nicht. Im Inneren strahlen unsere Augen voller Freude, wenn in der Tiefe unserer Seele Glück und Dankbarkeit zu finden sind. Genauso können Augen aber auch stumpf oder leer wirken, wenn in der Tiefe Traurigkeit, Müdigkeit, Resignation oder Angst vorherrschen.

In der TCM (Traditionelle Chinesischen Medizin) ist die sogenannte Irisdiagnose eine sehr wichtige Methode, um ganzheitlich festzustellen, wie gesund Körper und Geist sind. Laut mancher Konzepte soll unser rechtes Auge für die Gegenwart und für alle Themen unseres Verstandes stehen, für das männliche Prinzip und die Kraft der Sonne. Das linke Auge hingegen repräsentiert die Vergangenheit, die Emotionen, das weibliche Prinzip und den Mond.
Unsere Augen sind die Botschafter aller Eindrücke des Sehsinns, und wir sollten darauf achten, dass wir die schönen Dinge betrachten, die uns umgeben. Hast du in einer Ausstellung schon mal ein Kunstwerk bewusst und intensiv studiert? Du wirst staunen, was du alles entdeckst, wenn du wirklich genau hinschaust. Genauso ist es bei Menschen und allen Lebewesen, der Natur, dir selbst! Sieh genau hin, verbinde dich über deine Augen. Du wirst die Welt buchstäblich neu betrachten. Sie ist wunderschön. Du bist wunderschön.

BIO-FACTS: HYPOPHYSE (HIRNANHANGDRÜSE)

- Erbsengroß, Gewicht etwa 0,5 g
- Liegt an der Basis des Gehirns, im Türkensattel des Keilbeins
- Steuert die meisten endokrinen Drüsen im Körper, z. B. Schilddrüse und Nebennieren
- Regelt Wachstum, Stoffwechsel, Fortpflanzung und Wasserhaushalt
- Gibt Botenstoffe wie Serotonin, Wachstumshormone und TSH (stimuliert die Schilddrüse) ab, steuert die Geschlechtsentwicklung sowie die weibliche und männliche Fruchtbarkeit

Die Hypophyse ist so klein wie eine Erbse und trotzdem enorm wichtig für unsere Gesundheit und unser Wohlbefinden. Sie reguliert den Hormonhaushalt, indem sie zum Beispiel die Schilddrüse anregt, die Nebennieren stimuliert, das vegetative Nervensystem steuert. Sie steht in direkter Verbindung zum sechsten Chakra, es heißt sogar in manchen Büchern, sie selbst sei das sechste Energiezentrum. In ihr liegen unsere Weisheit und unser innerer Frieden. Schließe deine Augen und spüre jetzt zur Hypophyse hin, verbinde dich mit dem Bereich hinter deiner Stirn, ein Stückchen tiefer in Richtung deiner Nasenwurzel.

Glück und Freiheit beginnen mit einem klaren Verständnis dieses einen Prinzips: Manche Dinge können wir kontrollieren, manche nicht.
EPIKTET, GRIECH. PHILOSOPH

YOGA FÜR DAS AJNA CHAKRA: FÜR EINEN KLAREN BLICK NACH INNEN UND AUSSEN

Was können wir tun, um unsere Energie in den mit dem sechsten Chakra verbundenen Bereichen zum Fließen zu bringen, sie auszugleichen und wieder zugänglicher zu werden? Zunächst: Nutze alle Gelegenheiten, um dein Gedächtnis zu trainieren, indem du Dinge tust, denen du normalerweise aus Bequemlichkeit lieber aus dem Weg gehst. Merke dir zum Beispiel Straßennamen, finde deinen Weg ohne Navi oder Google Maps. Triff klare Entscheidungen mit Ja oder Nein und stehe dazu.
Und dann komm mit auf die Yogamatte. Ich habe ein paar einfache Übungen ausgesucht, die direkt auf den Bereich deines sechsten Zentrums wirken.
Zur Erinnerung: Zum Übungsablauf aller Asanas findest du über den QR-Code im Anhang (siehe Seite 175) vier Videos für die Chakras von 1 bis 4, sowie zu 5, 6 und 7 ein zusammengefasstes Video.

Durch Augenyoga gewinnst du die Klarheit zurück, die dir in manchen Situationen vielleicht fehlt. Augenyoga ist ein Refresher für müde und überlastete Augenmuskeln und schenkt Vitalität und Entspannung. Denn wenn unsere Augen müde werden, macht auch unser Gehirn schlapp, und die Konzentration lässt nach.

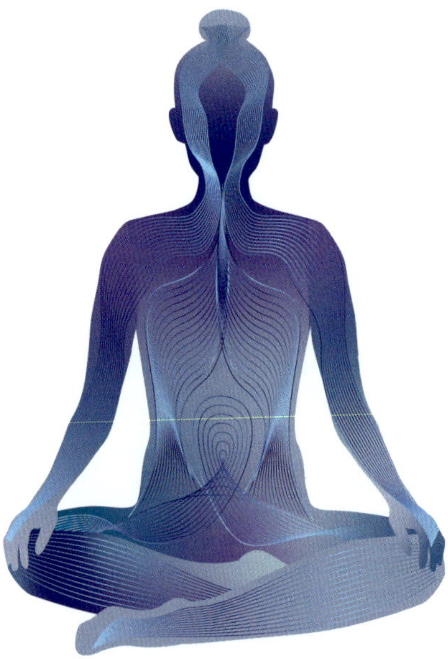

Augenyoga im Sitzen

ÜBUNG

AUGENYOGA: GENIESSE DIE VERSCHIEDENEN BLICKWINKEL, DIE DICH NACH INNEN FÜHREN

- Setze dich aufrecht und bequem auf deine Matte oder an den Rand eines Sofas oder Stuhls.
- Richte dein Becken auf, staple die Wirbel übereinander und rolle deine Schultern nach hinten und unten.
- Schließe einen Moment deine Augen. Bring die Aufmerksamkeit zu deinen Augen, die tagtäglich so viel sehen, und gönne ihnen diese bewusste Pause.
- Reibe deine Hände aneinander, bis sie sich ganz warm anfühlen, und lege die Handinnenflächen für einen Moment auf deine Augen.
- Dann öffne die Augen und blicke langsam nach links und rechts, ohne den Kopf zu bewegen. Lass dir Zeit. Versuche, in den äußersten linken und rechten Winkel zu schauen.
- Übe in Ruhe. Nach ungefähr einer Minute beende die Übung und schließe die Augen. Spüre kurz nach.
- Öffne langsam wieder deine Augen. Nun schaue, wieder ohne den Kopf zu bewegen, diagonal nach links oben, dann nach rechts unten, zurück nach links oben, nach rechts unten und so weiter.
- Nach einer Minute wechsle die Richtung, starte rechts oben, dann lasse deine Augen nach links unten blicken, rechts oben, links unten und so weiter.
- Schließe deine Augen und spüre nach.
- Öffne deine Augen für eine weitere Übung: Bewege deine Augen in einem großen Kreis, siebenmal in die eine und siebenmal in die andere Richtung. Ganz ohne Eile und auch wieder, ohne dabei deinen Kopf zu bewegen.
- Schließe die Augen und spüre nach. Lege gerne wieder deine warmen Handinnenflächen auf die Augen und bleibe einen Moment in Stille.
- Verbinde dich mit deinem sechsten Energiezentrum und tauche erholt nach innen ab. Es ist nun ganz leicht, einen neuen Blickwinkel einzunehmen.

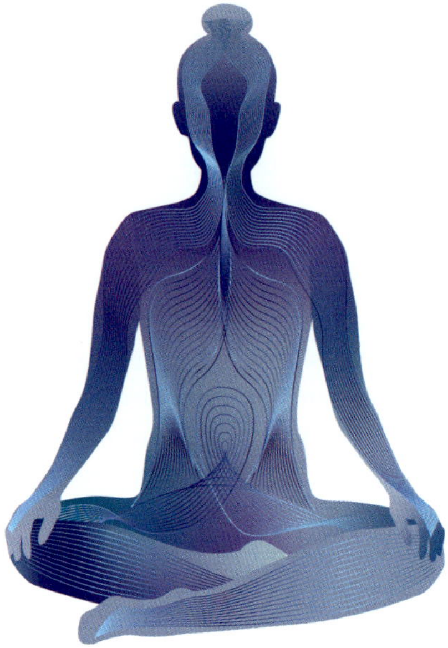

Schneidersitz

ANATOMISCHE EFFEKTE:
Durch die bewussten Bewegungen wird die Muskulatur, die unsere Augen bewegt, geschmeidiger, die Augen werden besser durchblutet und befeuchtet. Diese und eine Reihe ähnlicher Augenübungen können das Sehvermögen positiv beeinflussen, sofern man regelmäßig übt. Der japanische Augenarzt und Autor Kazuhiro Nakagawa hat eine Methode entwickelt, die die Sehkraft mithilfe von Augenübungen verbessert.
Daneben werden Konzentration und Motivation gestärkt. Die Muskulatur der Augen ist mit der Nackenmuskulatur verbunden. Entspannte Augen fördern also einen entspannten Nacken und umgekehrt. Sogar Kiefer- und Schultermuskulatur profitieren von den Augenübungen. Wenn unsere Augen gesund sind, ist unser Vorstellungsvermögen ausgeprägter, es fällt uns leichter, positiv zu denken, wenn wir aus dem dunklen Tunnel hinter der Zornesfalte und den zusammengekniffenen Augen heraustreten. Es lohnt sich, zwischendurch für ein paar Minuten diese wundervollen Übungen zu machen. Solltest du starrsinnig sein, lohnt sich diese Übung für dich doppelt. Komm mit in die Leichtigkeit!

YOGATHERAPEUTISCHE EFFEKTE:
Deine Augen als Tor zur Außen- wie zur Innenwelt sind wichtiger, als du dir vorstellen kannst. Sie ermöglichen Weit- und Durchblick, nicht nur im Straßenverkehr, sondern auch bei allen mentalen Vorgängen, wie etwa dem Denken. Wir können uns besser in die Sichtweise eines anderen versetzen, wenn wir offen sind. Wir können dazulernen, wenn wir bewusst hinschauen, und sind dadurch achtsamer und konzentrierter in unserer gesamten Wahrnehmung. Lass deinen Blick offen für Neues und schau nach vorn. Sieh das Positive.

ENERGETISCHE EFFEKTE AUF DAS DRITTE-AUGE-CHAKRA:
Dein sechstes Chakra bekommt sozusagen eine belebende Dusche, wenn du deine Augen einen Moment schließt und dich vom starren Blick auf den Bildschirm löst. Durch die Bewegungen der Augen in alle Himmelsrichtungen löst du dich von Einseitigkeit und eingefahrenen Mustern. Dein Weitblick und der Blick nach innen fallen dir leichter und dein Energiezentrum wird erfrischt und befreit. Immer wenn du zu sehr ins Grübeln gerätst, schließt sich dein Stirnzentrum. Energie versiegt und verliert sich, du wirst müde, nicht nur für diesen Moment, sondern des Lebens und der Entscheidungen. Energetisiere deine Augen und dein sechstes Chakra und du wirst wach und vital sein.

BLICK AUF DIE AUGEN:
Deine Augen werden stimuliert, erwärmt, durchblutet und alle Muskeln rund um die Augen gedehnt und gekräftigt. Durch bewusstes und tiefes Atmen werden sie gestärkt und Prana durchflutet sie. Diese Übung wirkt, als würdest du deine Augen mit klarem Wasser spülen, sie in einem Strudel von Klarheit baden, Müdigkeit oder Antriebslosigkeit werden der Vergangenheit angehören. Durch Augenyoga kehren Lebenslust und Neugierde zurück, dir Dinge und Momente anzuschauen, vor denen du dich vielleicht versteckt hast. Verbinde dich mit deinem wertvollen Sehsinn.

Die Katze-Kuh-Bewegung ist eine der geläufigsten Wirbelsäulenbewegungen. Egal, ob in der Physiotherapie, auf der Yogamatte oder im Sportunterricht an den Grundschulen, überall wird sie angewendet. Sie besticht durch ihre Einfachheit und ist gleichzeitig ein wahrer Jungbrunnen für deine Wirbelsäule, für dein Nervensystem und deinen ganzen Körper.

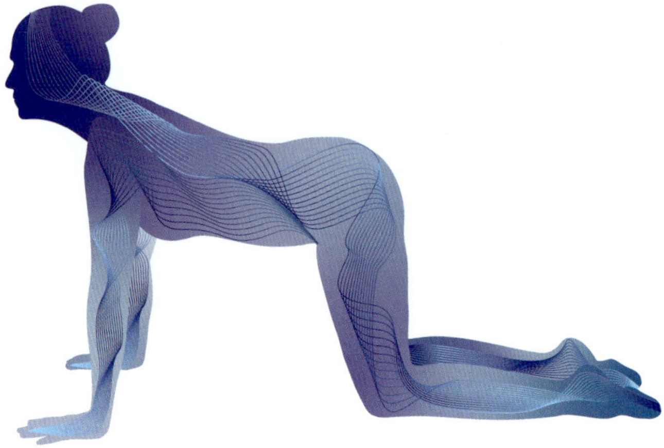

Kuh

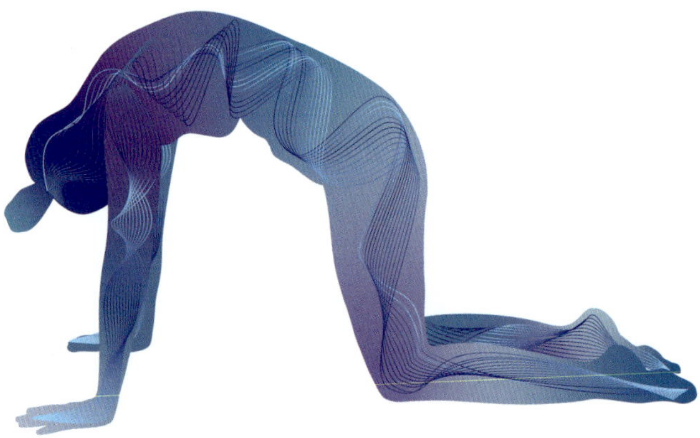

Katze

ÜBUNG

KATZE-KUH: STRAHLENDE AUGEN UND KRISTALLKLARER DURCHBLICK

- Komme in den Vierfüßlerstand, platziere die Hände unter den Schultern, die Knie unter den Hüften. Wenn du empfindliche Knie hast, lege dir eine Decke unter deine Knie.
- Leg die Fußrücken ab und spreize die Finger, so hast du eine die Handgelenke entlastende, weil vergrößerte Auflagefläche.
- Atme aus und wölbe den Rücken in Richtung der Decke in den schönsten Katzenbuckel, den du je geübt hast.
- Lass deinen Kopf locker, löse die Zunge vom oberen Gaumen und nimm diese entlastende Haltung mit geschlossenen Augen wahr.
- Verlängere Wirbel für Wirbel deinen Rücken und komme in die sogenannte Kuhhaltung, indem du deinen Brustkorb und Bauch in Richtung Boden schiebst. Zieh das Kinn leicht nach vorn oben, ohne den Kopf zu sehr in den Nacken zu schieben. Schau mit weit geöffneten Augen zur Zimmerdecke.
- Bleibe weich und genieße diese sanfte Bewegung.
- Mit der Ausatmung werde wieder rund im Katzenbuckel, mit der Einatmung wieder lang in der Kuhhaltung.
- Setze diese Bewegungsfolge in einem sanften Rhythmus mit gleichmäßiger Atmung für zwei bis drei Minuten fort.
- Richte deine Aufmerksamkeit auf den Bereich zwischen den Augenbrauen und spüre zu deinem dritten Auge, dem Ajna Chakra.
- Dann genieße in der Kindhaltung (Balasana) die Ruhe (siehe Seite 91).

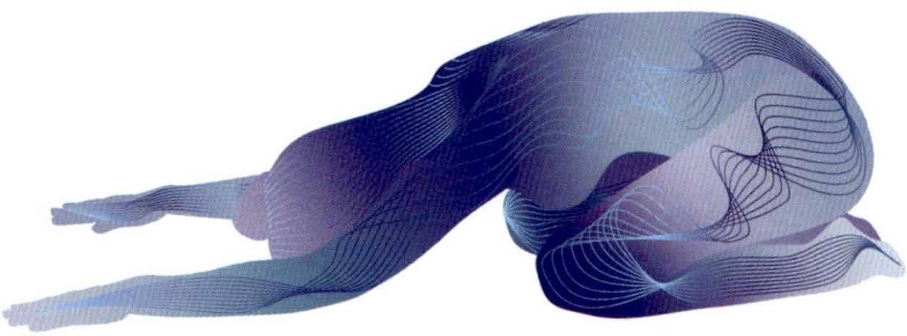

Kindhaltung

ANATOMISCHE EFFEKTE:
Die gleichmäßige Bewegung der Wirbelsäule sorgt für die Durchblutung des Rückens und gesamten Oberkörpers. Die Facettengelenke der Wirbelsäule werden justiert und es fließt ein intensiver Strom an Energie durch sie hindurch. Ablagerungen und Blockaden, körperlich wie energetisch, dürfen sich lösen, und die Beweglichkeit der Wirbelsäule wird gefördert. Diese Übung entspannt und kräftigt außerdem müde und überanstrengte Schulter- und Nackenmuskeln sowie Handgelenke und Arme. Brustraum und Rücken werden geweitet und gekräftigt in diesem wunderbaren Wechselspiel zwischen Körpervorder- und -rückseite. Durch das abwechselnde Augenöffnen und -schließen wird der Blick kristallklar und weit. Die Kiefermuskeln entspannen sich und der Energiefluss zum Gehirn wird aktiviert.
Außerdem sind die Augen muskulär (energetisch sowieso) mit dem Nacken verbunden. Das bedeutet, wenn sich deine Augen verspannen, verspannt sich dein Nacken und umgekehrt. Das heißt aber auch: Wenn du die Augen entspannst, entspannt sich dein Nacken.

Beachte: Es geht nicht darum, wie schnell oder langsam du diese Übung machst. Es geht einzig und allein darum, dass du da bist, dass du dich mit dieser Übung körperlich, seelisch-geistig, energetisch und emotional mit dem Leben verbindest.

YOGATHERAPEUTISCHE EFFEKTE:
Durch diese Übung erfährst du eine emotionale Transformation: Das Auf und Ab, Vor und Zurück reguliert das Nervensystem, negative Denkweisen wie starres Ausharren in einer Situation oder stures Bestehen auf einer Meinung gehören der Vergangenheit an. Diese Übung ist einfach durchzuführen, dadurch kannst du dich von der Unsicherheit verabschieden, du könntest dies oder das allein nicht schaffen. Die Katze, die geschickt und furchtlos hoch auf den Baum klettert, und die Kuh, die in ihrem starken Körper ruhend auf der Wiese steht und mit sanften Augen in die Welt blickt: Sie erinnern dich daran, dass große Kräfte in dir stecken und du alles sein kannst, was in diesem oder jenem Moment gebraucht wird und zu tun ist.

ENERGETISCHE EFFEKTE AUF DAS DRITTE-AUGE-CHAKRA:
Dein sechstes Chakra jubelt, denn es liebt diesen kraftvollen Energieschub aus der Wirbelsäule. Prana fließt durch den Hauptenergiekanal Sushumna (siehe

Seite 15) und reinigt dich von oben bis unten. Daraus entstehen neue Vitalität und Leichtigkeit. Blockaden hinter der Stirn oder im Gehirn lösen sich und die intuitiven Kräfte dürfen Raum einnehmen.
Außerdem stimulierst du mit dieser Übung alle sieben Chakras und schenkst ihnen dadurch Aufmerksamkeit, Vitalität und Ausgleich.

BLICK AUF DIE AUGEN:
Wirbelsäule und Kopf sind in Bewegung, die Augen werden stimuliert, erwärmt und durchblutet, alle Muskeln rund um die Augen werden gedehnt und gekräftigt. Durch bewusstes und tiefes Atmen erhalten sie Kraft und Energie und ein Strom von Prana durchflutet sie. Stelle dir vor, du würdest deine Augen mit klarem Wasser spülen, als würden sie in einem Strudel aus Klarheit baden, Müdigkeit oder Antriebslosigkeit gehören der Vergangenheit an. Öffne deine Augen weit und blicke zum Himmel, lasse dich vom Göttlichen durchdringen und sieh die Schönheit der Welt. Lebenslust und Neugierde kommen zurück, Dinge und Momente anzuschauen, vor denen du dich vielleicht versteckt hast. Verbinde dich dankbar und wertschätzend mit deinem wertvollen Sehsinn.

Die Kindhaltung (Sanskrit: *balasana*) – welch wundervoller Name und welch schöner Moment des Rückzugs! Viele Kinder schlafen in dieser Haltung, und ich bin sicher, dass sich unser Unterbewusstsein daran erinnert, wie es damals war, so eingemummelt und geborgen im bunten Einhorn-Schlafanzug zu schlummern. Sich-Zurückziehen und Nichtstun sind in unserer Erwachsenenwelt nicht einfach, aber so wichtig – und da kommt uns diese Haltung gerade recht. Nicht nur nach einem fordernden Asanaflow bietet sie dir Ruhe und Frieden, sondern auch zwischendurch im Alltag. Beim Blick auf und in dein sechstes Chakra bringt die Kindhaltung eine erholsame Beruhigung in deinen Gedankenwirrwarr, wenn alles mal wieder zu viel war oder ist.

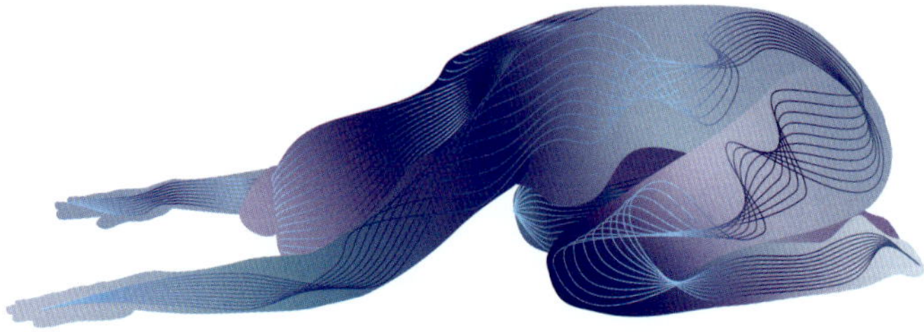

Kindhaltung

ÜBUNG

KINDHALTUNG: ZIEH DICH ZURÜCK

- Aus dem Vierfüßlerstand mit abgelegten Zehen schiebe dein Gesäß in Richtung Fersen und platziere deine Stirn auf der Matte, den Handrücken oder einem Kissen. Vielleicht kannst du deine Hände nach hinten neben deinen Körper legen, wenn das für dich bequem ist und deinen Rücken rund werden lassen. Wenn du Knieprobleme hast, dann schiebe dir ein Kissen zwischen Gesäß und Waden.
- Ziehe dich zurück und spüre das zarte Pulsieren deines Stirnzentrums.
- Stell dir vor, wie du durch dieses Zentrum atmest. Vielleicht möchten deine Augen in Richtung sechstes Chakra blicken und dabei leicht schielen. Das darf sein, bleibe entspannt und spüre deinen Kontakt zum Boden.
- Stelle dir vor, wie alle überflüssigen Gedanken, alles, was dir nicht mehr dienlich ist, abfließen darf. Die Erde transformiert alles und schickt es als reine Energie wieder zurück.
- Nimm deine Atmung wahr, fühle, wie ein zarter und weicher Lufthauch deinen oberen Gaumen berührt.
- Mache dir bewusst, dass du alle deine Chakras energetisierst, ausgleichst und deinen Körper, deine Organe mit Prana durchflutest, sie massierst, kräftigst und ihnen Aufmerksamkeit schenkst.
- Bleibe so lange in dieser Haltung, wie es sich für dich gut anfühlt. Dann richte dich auf und spüre im Fersensitz einen Moment nach. Genieße.

ANATOMISCHE EFFEKTE:
Die sanfte Kompression der Bauchorgane und die intensive Dehnung des Rückens lassen diese Haltung zu einem sehr wohltuenden Moment des Rückzugs werden. Die Körperrückseite darf sich dehnend nachgeben und der untere Rücken gewinnt an Länge. Die gesamte Wirbelsäule wird langgezogen und die Schultern können sich fallen lassen. Der Nacken wird entspannt und die Kiefermuskulatur lässt locker. Erinnere dich: Durch die Entspannung des Nackens entspannen sich die Augen. Die Massage und Kompression der Bauchorgane in der Kindhaltung fühlt sich an wie ein Gehaltensein. Im Moment des sich Aufrichtens erhalten die Organe wieder Platz, und es fließen mit dem frischen Blut Nährstoffe und Sauerstoff durch sie hindurch, Abfallstoffe werden abtransportiert. Bei Blähungen oder Verstopfung verschafft die Kindhaltung zudem Erleichterung. Der Geist wird ruhig, das Nervensystem entspannt, und so lösen sich Stress, Anspannung und Erschöpfung.

Beachte: Es geht nicht darum, wie weit du dich nach vorn oder hinten ablegen kannst. Es geht einzig und allein darum, dass du da bist, dass du dich mit dieser Übung körperlich, seelisch-geistig, energetisch und emotional verbindest.

YOGATHERAPEUTISCHE EFFEKTE:
Die Kindhaltung bietet dir den Rückzug, den du dir in deinem Alltag vielleicht nicht zugestehst. Es ist völlig in Ordnung, eine Pause zu machen und für einen Moment nach innen zu schauen. Vielen Menschen fällt es leichter, sich in dieser Haltung einzuigeln und zu entspannen, als zwischendurch »einfach« mal die Augen zuzumachen. Ich empfehle dir, nach einem anstrengenden Tag oder vor herausfordernden Terminen in dieses kleine Versteck abzutauchen. Du kehrst erfrischt und gestärkt von dort zurück.

ENERGETISCHE EFFEKTE AUF DAS DRITTE-AUGE-CHAKRA:
Dein sechstes Chakra kommt zur Ruhe. Stelle dir vor, was du den ganzen Tag »zerdenkst«, wie sehr deine Gedanken hin und her springen müssen. Das Ajna Chakra braucht auch eine Pause, um wieder klar zu werden. Alles, was du siehst, vermittelt ein Bild nach innen. Alles, was du glaubst und denkst, wird dein sechstes Chakra passieren. Hier gibt es keine Schranke, keinen Schrankenwärter, der aufpasst und ein Stoppschild hochhält. Hier bist du verantwortlich für dich selbst. Lass das Karussell nicht noch schneller werden, sondern halte ab und zu mal an, nimm zumindest Geschwindigkeit heraus und schließe deine Augen.

Immer wenn sich Anspannung in und um deinen Kopf herum löst, werden ungeahnte Kräfte in dir frei, die dich beflügeln, deinen tiefsten Wünschen und Visionen zu folgen und deinen Weg zu gehen.

BLICK AUF DIE AUGEN:
Die Augen erholen und entspannen sich. Sie kommen zur Ruhe von all den Bildern und Eindrücken, die sie den ganzen Tag erblickt und verarbeitet haben. Sie werden durch das Schließen der Lider gewärmt und durchfeuchtet. Die Augenmuskulatur entspannt sich und die Enge um die Augen verschwindet. Ebenso entspannen die Schläfen und die Stirn wird wieder weich und glatt, Nacken und Kopf fühlen sich leichter und freier an. Dein Blick wird klar, die nächste Aufgabe kannst du konzentrierter und wacher angehen.

TIPP

Schau genau hin, schau dich um, schau dir dein Leben an, bleibe konzentriert, lasse deinen Blick schweifen und halte inne, um zum Beispiel eine Blume genau zu betrachten. Du wirst die Fülle und Schönheit um dich herum erfahren. Und denke (ja!) daran: An keinem Ort der Welt verbringst du so viel Zeit wie in deinem Kopf. Mach ihn zu einem schönen Ort.

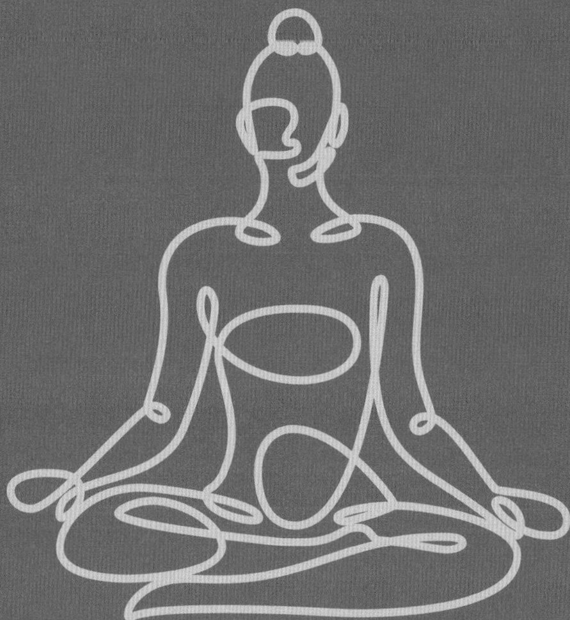

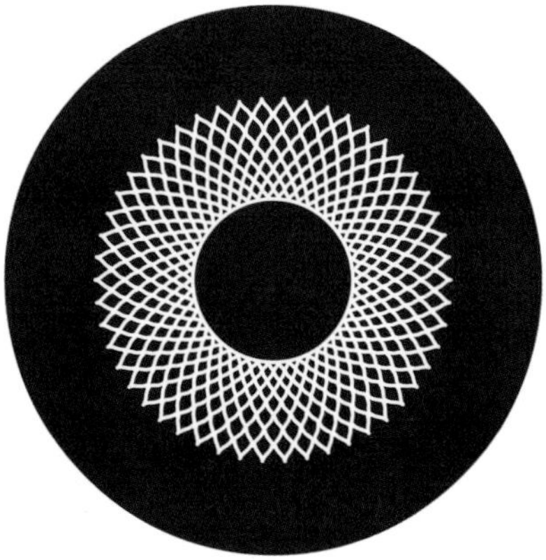

DAS SIEBTE CHAKRA

SAHASRARA CHAKRA

Das siebte Chakra, das Kronenzentrum, stellt keine Fragen mehr. Wenn deine Energie bis hierhin aufsteigen kann, dann empfindest du Klarheit und Verbundenheit mit allem und allen. Das Sahasrara Chakra öffnet und eröffnet den schwerelosen Raum und stellt die Verbindung mit dem Göttlichen, dem Höchsten und unserer aller Wahrheit her. Dich durchflutet ein Gefühl von Grenzenlosigkeit und du hast wahrhaftigen inneren Frieden gefunden.

DIE VERBINDUNG MIT DEM GÖTTLICHEN

Viele Yoga-Begeisterte üben Asanas, Pranayama (Atemübungen) und Meditation mit dem ehrgeizigen Ziel, schnell zur »Erleuchtung«, also zu dem oben beschriebenen Zustand, zu gelangen. Aber der Weg der Ungeduld und des Ehrgeizes ist ein Irrweg. Erleuchtung ist kein Ziel am Ende eines mühevollen Weges, Erleuchtung kann in vielen kleinen Momenten stattfinden: Ein guter Anfang ist es, kleine erleuchtete Momente in deinem Alltag zu erkennen. Ein Gespräch, das du bewusst geführt hast. Ein Atemzug, der dich in voller Aufmerksamkeit erfüllt. Eine Begegnung, die du in dich aufgenommen hast, die energetisch weiterschwingt und dich durchdringt. Ein Stück Apfel, das du riechst, spürst, schmeckst, und dessen langer Weg vom Baum bis in deine Hand dir in diesem Moment bewusst wird. Ein Lichtschalter und die Reflexion darüber, dass er aus der Vision erfinderischer Menschen entstanden ist, ebenso wie Autos und Flugzeuge, Bildtelefone und fließendes warmes Wasser. Diese selbstverständlichen, aber doch so unglaublichen und erstaunlichen Alltagsgegenstände, die du kennst und zum Teil täglich benutzt, sind auch ein Grund für Dankbarkeit und Wertschätzung. Und auch du bist auf deine Art weise, erfinderisch und visionär, du hast einen gewundenen und faszinierenden Weg hinter dich gebracht – und mehr von diesem Weg liegt noch vor dir!

Farbe und Element

Das klare, reine Weiß des erwachten Bewusstseins, die allumfassenden Farben des Regenbogens und die Schwingung strahlenden göttlichen Goldes – das sind die Farben des siebten Chakras. Keine, wie Weiß und alle Farben, wie das gesamte Spektrum, das wir im Regenbogen finden, drücken aus, mit welcher Energie und Weite wir es beim siebten Chakra zu tun haben. Und so ist auch keines der klassischen Elemente diesem Zentrum zugeordnet, sondern das Universum, das All-Eins.

Sinn

Hier finden wir auch keinen der klassischen Sinne, sondern tauchen ein in die Tiefe unserer Natur, wo es nicht mehr um die Wahrnehmung des Materiellen geht. Die Seele steht für den Sinn des Sahasrara Chakras, die unsterbliche und reine Ur-Natur unseres Wesens.

Handlungsorgan

Also finden wir im siebten Chakra auch keine Zugehörigkeit mehr zu einem Handlungsorgan, sondern das allumfassende liebende Verständnis für alle Lebewesen.

Körperliche Entsprechung

Du ahnst es: Auf dieser immateriellen Ebene gibt es auch keine körperliche Entsprechung.

Nahrungsmittel

Grüner Tee mit seiner fast schon spirituellen Wirkung und das reine klare Wasser fördern das siebte Zentrum. Allenfalls sehr leichte Kost, wenn nicht sogar Fasten entsprechen seiner Energie.

Statt Bija-Mantra Stille

Dem siebten Chakra ist kein Bija zugeordnet. Hier treffen wir auf die Stille, die Stille nach dem OM, die Leere: Stille im Inneren und Stille im Äußeren sind für das siebte Chakra ein großer Segen. Wichtiger als die äußere Stille ist jedoch die innere Stille, denn vermutlich werden wir in dieser Welt keinen Ort finden, an dem es mucksmäuschenstill ist. Es wird Naturgeräusche geben – die auf jeden Fall angenehmer sind als der Lärm einer Großstadt oder das Dröhnen und Pfeifen von Maschinen in großen Fabriken. Da wir miteinander in Gesellschaft so leben, wie wir leben, darfst du die innere Stille in dir suchen. So ebnen unaufgeregte Meditationen den Weg zur Stille und zu deinem siebten Energiezentrum.

Menschen mit ausgeglichen schwingendem siebtem Chakra ...

... sind sich der Grenzenlosigkeit und des allumfassenden, uneingeschränkten Daseins bewusst und fühlen sich mit der geistigen Welt eng verbunden. Ängste sind ihnen fremd und sie leben in innerem Frieden. Sie glauben an das Gute und die bedingungslose göttliche Liebe zwischen allen Lebewesen. Sie fühlen sich geführt von einer »höheren Macht« und geben sich vertrauensvoll in die Hände des Lebens. Alle Zusammenhänge des Lebens sind tief in ihrem Inneren verschmolzen und ihre Erfahrungen haben zu Erkenntnis geführt. Sie leben im Hier und Jetzt, handeln weise und in Güte, zum Wohle aller und ihrer selbst. Sie unterscheiden nicht zwischen Gut und Böse, sondern leben Neutralität. Die Quelle ihrer Spiritualität ist die Hingabe an die Liebe und die Schöpfung.

Menschen mit zu hoch schwingendem siebtem Chakra …

… gibt es nicht, aber du solltest dich vor Menschen hüten, die behaupten, sie seien erleuchtet. Ein wahrhaft erleuchteter, erkennender Mensch hat es nicht nötig, dies auszusprechen.

Menschen mit zu niedrig schwingendem siebtem Chakra …

… fühlen sich oft orientierungslos und allein. Meist ist auch nicht genügend Energie im ersten Energiezentrum, dem Wurzelchakra, vorhanden und es mangelt ihnen an Vertrauen ins Leben.

Psychische Auswirkungen: Orientierungslosigkeit in vielen Bereichen des Lebens, Angst vor dem Alleinsein.
Physische Auswirkungen: Neurologische Erkrankungen, Schlafprobleme, Immunschwäche.

ASPEKTE: SAHASRARA CHAKRA

Name: Sahasrara Chakra, Kronenzentrum, siebtes Chakra

Sitz: Oberhalb des Scheitels

Farbe: Weiß, klar, golden oder regenbogenfarben

Element: Universum

Sinn: Seele

Handlungsorgan: Verständnis

Körperliche Entsprechung: Keine

Zugehöriges Organ: Epiphyse (Zirbeldrüse)

Nahrungsmittel: Grüner Tee, Wasser, leichte Kost

Tiersymbol: Kein Tiersymbol

Aroma: Weihrauch, Myrrhe

Edelstein: Bergkristall, Diamant

Lebensthemen: Erkenntnis, Unendlichkeit, Verbundenheit mit dem Göttlichen, allumfassende Liebe

Bija-Mantra: Keine Zuordnung, beziehungsweise die Stille nach dem OM

DAS SIEBTE CHAKRA UND SEIN ORGAN: DIE BOTSCHAFT DER EPIPHYSE

Die Epiphyse oder auch Zirbeldrüse liebt die Meditation, die ihr die Botschaft vermittelt: Alle Rhythmen des Körpers sind synchronisiert und geschmeidig.
Die Entfaltung dieses hochsensiblen Chakras muss auf der stabilen Basis der übrigen Chakras aufbauen. Um uns mit der geistigen Welt zu vereinigen und spirituelle Energie vollständig zu erfahren, ist innere und äußere Harmonie von entscheidender Bedeutung. Die Summe aller Erfahrungen, der Höhepunkt der persönlichen Entwicklung bereiten den Weg zum obersten Zentrum, dem Scheitel- oder Kronenchakra.

BIO-FACTS: EPIPHYSE (ZIRBELDRÜSE)

- Sie ist erbsengroß und liegt in der Mitte des Gehirns.
- Die Epiphyse produziert das Hormon Melatonin, das den Schlaf-Wach-Rhythmus und andere zeitabhängige Rhythmen des Körpers beeinflusst.
- Sie spielt eine Rolle beim Alterungsprozess und für das Immunsystem.

YOGA FÜR DAS SAHASRARA CHAKRA: EINSICHT UND ERLEUCHTUNG

Wie bereits erwähnt, liebt das oberste Chakra die Meditation, weshalb ich dir in diesem letzten Chakra-Kapitel keine klassischen Yogaübungen vorschlage, sondern zunächst mit der Meditation beginne.
Die Meditationshaltung im einfachen Sitz ist jahrtausendealt. Eine aufrechte Sitzhaltung ist allerdings für die meisten von uns, die vom vielen angelehnten Sitzen auf Bürostühlen nicht über eine gut ausgebildete Rumpfmuskulatur verfügen, auf Dauer schwierig und anstrengend. Es kann durchaus eine enorme Herausforderung sein, Ruhe zu bewahren, wenn das Sitzen anstrengend wird und die Knie oder der Rücken schmerzen. Sollte dir das aufrechte Sitzen ohne Lehne tatsächlich sehr viel Schmerzen bereiten, scheue dich nicht, dich zunächst auf einen Stuhl zu setzen. Übe weiter Yoga für die anderen Chakras und deine Muskulatur wird sich entwickeln!
Ursprünglich wurde Sukhasana, also der Schneidersitz, für Meditation, Gebet und auch während des Studiums der heiligen Schriften eingenommen. *Sukhasana* be-

deutet deswegen übersetzt: die Haltung der Freude, die Übung, die uns leicht ins Licht und zur Erleuchtung bringen soll. Sukhasana vermittelt Stabilität, Erdung und Ruhe. Die meisten Statuen zeigen Buddha in dieser Sitzhaltung.
Das Wichtigste ist und bleibt hier die Aufrichtung: Sitze nur so lange, wie du entspannt bleiben kannst, quäle dich bitte nicht, du musst nicht stundenlang in dieser Haltung ausharren. Gehe Schritt für Schritt und sei geduldig mit dir.

Zum Übungsablauf findest du über den QR-Code im Anhang (siehe Seite 175) ein Video zum 7. Chakra sowie ein zusammenfassendes Video.

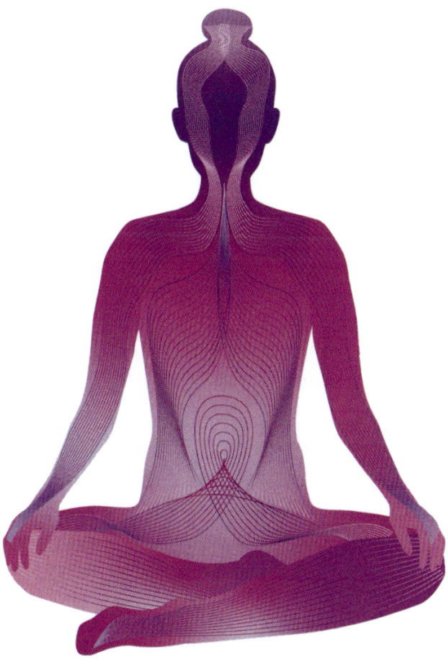

Meditationshaltung

ÜBUNG

MEDITATIONSHALTUNG: DIE ENERGIE STRÖMT FREI DURCH DICH HINDURCH

- Setze dich auf die Matte und kreuze deine Unterschenkel, ohne dass sie auf- oder übereinanderliegen. Bestenfalls liegen sie hintereinander.
- Lass die Knie weich und entspannt nach außen fallen. Sollte dir dieser Sitz Schwierigkeiten machen, setze dich auf eine Erhöhung, wie ein Kissen oder einen Hocker. Wenn deine Knie schmerzen oder deine Oberschenkelmuskeln verkürzt sind, kannst du dir unter beide Knie jeweils ein Kissen oder zusammengefaltete Decken legen.
- Richte den Rücken auf und lasse deine Kopfkrone in Richtung Himmel streben, das Kinn sinkt ein wenig zum Brustbein.
- Schaffe Raum für deinen Oberkörper, indem du die Schultern nach hinten unten rollst, so kannst du freier atmen.
- Lege die Handinnenflächen sanft auf den Oberschenkeln ab.
- Nimm wahr, wie Energie durch deinen Körper fließt.
- Bleibe für ein paar Minuten oder länger sitzen. Genieße die Ruhe, die von dieser Haltung ausgeht.
- Werde dir bewusst, dass du zwischen Erde und Himmel sitzt. Dein Gesäß berührt den Boden und deine Kopfkrone strebt nach oben. Alles ist leicht. Die Atmung fließt frei durch die Nase ein und aus.
- Halte die Augen weich geschlossen und entspanne.
- Nimm deine Atmung wahr, fühle, wie ein zarter und weicher Lufthauch den oberen Gaumen berührt. Dies ist die direkte Verbindung zu deiner Zirbeldrüse. Die direkte Verbindung zur Innenschau.
- Mache dir bewusst, dass du alle Chakras energetisierst, ausgleichst und den Körper, die Organe durchflutest, massierst, zurück in ihre Kraft bringst und ihnen Aufmerksamkeit schenkst.

ANATOMISCHE EFFEKTE:

Die Aufrichtung deines Oberkörpers sorgt für eine Verlängerung der Wirbelsäule, dadurch können sich Kopf und Nacken optimal ausrichten, die gesamte Körperhaltung verbessert sich. Der Rücken wird gerade, der Herzraum wird weit. Durch die angewinkelten Beine wird die Flexibilität in Hüften und Beinen erhöht, was muskulären Dysbalancen und Gelenkproblemen vorbeugt. Durch das bewusste Sitzen und Stillhalten des Beckens werden die Organe weich gebettet und die Verdauung unterstützt. Die Schultern dürfen sich entspannen, die den Rumpf aufrichtende Muskulatur in Bauch und Rücken wird gestärkt und ausgeglichen.

Beachte: Es geht nicht darum, wie lange du in Sukhasana sitzen kannst, sondern einzig und allein darum, dass du da bist, dass du dich mit dieser Übung körperlich, seelisch-geistig, energetisch und emotional verbindest.

YOGATHERAPEUTISCHE EFFEKTE:
Ich fühle mich in Sukhasana sehr wohl und kann sehr lange darin sitzen, ohne einzuknicken oder müde zu werden (o. k., nicht an jedem Tag). Sehr selten schlafen mir die Beine ein, aber das stört mich nicht. Ich konzentriere mich auf meine Atmung und erfahre ein beruhigendes und zugleich beglückendes Gefühl.
Es ist völlig in Ordnung, eine Pause zu machen und nach innen zu schauen. Ich empfehle dir, dich immer mal wieder bewusst hinzusetzen, die Augen zu schließen und deinem Atem oder den Geräuschen um dich herum zu lauschen.

ENERGETISCHE EFFEKTE AUF DAS KRONENCHAKRA:
Das erste Chakra genießt die Erdung, die Verwurzelung und schickt ein Gefühl von Stabilität und Sicherheit durch dich hindurch. Gleichzeitig fließt ungehindert Prana (Lebensenergie) durch dich und balanciert alle Energiezentren aus. Dein siebtes Chakra erhält diese ungehinderte Energie aus den anderen sechs Chakras und strebt in Richtung Himmel. Es entsteht ein Gefühl von Leichtigkeit mit gleichzeitiger Erdung. Wundervoll. Du kannst dich vertrauensvoll in die Hände des Universums geben. Du bist gut aufgehoben und willkommen.

BLICK AUF DIE EPIPHYSE (ZIRBELDRÜSE):
Die Zirbeldrüse wurde nach diesem duftenden Baum, der Zirbelkiefer, benannt, weil ihr Umriss der Form ihrer Zapfen ähnelt. Sie wird auch als Organ des Bewusstseins bezeichnet und steht für das mystische Potenzial des Menschen. Die Zirbeldrüse wacht über die biologische Uhr, den Tag- und Nachtrhythmus des Körpers. Sie wird positiv durch Meditation beeinflusst, sodass sich Angst und Unruhe auflösen und sich ein Wohlgefühl ausbreitet. Dadurch bleibt die Funktion der Zirbeldrüse aktiv, sie produziert das Hormon Melatonin, das deinen Schlaf- und Wachrhythmus beeinflusst, und der Gesundheit deines Biorhythmus steht nichts mehr im Weg.

Eine wichtige und von vielen Teilnehmern meiner Yogaklassen herbeigesehnte Haltung ist Shavasana, die Entspannungshaltung. Meistens wird sie am Ende einer Yogastunde geübt, aber ich finde es auch wundervoll, sie an den Anfang einer Stunde zu setzen. Das ist meist eine schöne Überraschung und es geht ein wohliges Seufzen und Raunen durch den Raum. Oft kann ich gar nicht so schnell schauen, schon liegen alle unter der Decke. Übersetzt wird *Shavasana* mit »Totenhaltung«, wir üben also das Loslassen jeglicher Anhaftung an das Materielle, an Körper und Geist, alle Gedanken. Wir kommen auf eine einzigartige Weise in die Stille, wie ich selbst und sicher auch viele andere es nur in dieser Haltung empfinden.

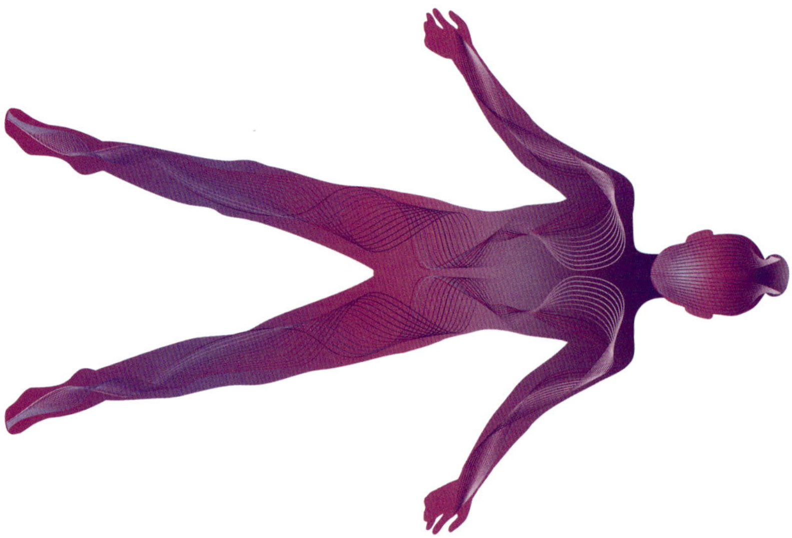

Shavasana

ÜBUNG

SHAVASANA: LASSE ALLES LOS UND FINDE UNENDLICHE RUHE

- Lege dich auf deinen Rücken, strecke alle viere von dir. Die Füße sind etwas weiter als hüftbreit, die Arme in etwa in 45 Grad zum Körper platziert.
- Bei Rücken- oder Knieproblemen schiebe dir gerne eine Unterlage unter die Knie. Ansonsten lege dich komplett flach auf die Matte.

- Schließe bewusst die Augen, lasse deine Atmung ruhig werden und spüre den Boden und die Unterlage unter dir.
- Reflektiere über deine Haltung: Wie liegen Füße, Becken, Schultern, Arme und Hände und Hinterkopf auf der Matte?
- Fühl dich getragen von Mutter Erde und gib alles ab, was dich anstrengt, für Anspannung sorgt, alles, was dich beschäftigt, liege einfach nur da.
- Nimm wahr, wie die Energie frei durch deinen Körper fließen kann und dich ein Gefühl von tiefer Ruhe durchströmt.
- Bleibe für ein paar Minuten oder länger liegen und genieße diese Ruhe.
- Werde dir bewusst, dass du zwischen Erde und Himmel liegst. Alles ist leicht. Deine Atmung fließt frei durch deine Nase ein und aus.
- Halte deine Augen weich geschlossen und entspanne.
- Nimm deine Atmung wahr; fühle wie ein zarter und weicher Lufthauch den oberen Gaumen berührt, die direkte Verbindung zur Zirbeldrüse. Die direkte Verbindung zur Innenschau.
- Mach dir bewusst, dass du alle Chakras energetisierst und ausgleichst, dass du Körper und Organe entspannst und regenerierst, sie in ihre Kraft bringst und ihnen wie guten Freunden Aufmerksamkeit schenkst.

ANATOMISCHE EFFEKTE:
Hier darfst du, darf dein Körper komplett loslassen. Nichts muss mehr halten, tragen oder sich bewegen. Die äußere Hülle wird völlig regungslos. Das Nervensystem entspannt und das Körpersystem erfährt eine tiefe Regeneration.

Beachte: Es geht nicht darum, wie lange du still liegen kannst, sondern einzig und allein darum, dass du da bist, dass du dich mit dieser Übung körperlich, seelisch-geistig, energetisch und emotional verbindest.

YOGATHERAPEUTISCHE EFFEKTE:
Endlich darfst du alles abgeben. Alles loslassen; deine Gedanken werden still, deine Atmung wird ruhig. Du tauchst nach innen, und selbst wenn es dir zu Beginn etwas schwerer fällt und das Empfinden von Ruhe noch neu ist für dich, vertraue darauf, irgendwann, wenn du schon nicht mehr daran glaubst, lösen sich alle Widerstände in Luft auf! Konzentriere dich auf deine Atmung und erfahre ein beruhigendes und zugleich beglückendes Gefühl.
Du darfst auch hier spüren, dass es völlig in Ordnung ist, eine Pause zu machen und nach innen zu schauen.

ENERGETISCHE EFFEKTE AUF DAS KRONENCHAKRA:
Alle Chakras lieben diese Haltung. Pause. Regeneration. Urlaub. Alle Schatten lösen sich auf, alle energetischen Ungleichgewichte weichen. Dein erstes Chakra genießt die Erdung, die Verwurzelung und schickt ein Gefühl von Stabilität und Sicherheit durch dich hindurch. Gleichzeitig fließt ungehindert Prana (Lebensenergie) und balanciert alle deine Energiezentren aus. Dein siebtes Chakra erhält diese Energie aus den Chakras und strebt in Richtung Himmel. Es entsteht ein Gefühl von Leichtigkeit mit gleichzeitiger Erdung. Wundervoll. Du kannst dich vertrauensvoll in die Hände des Universums geben. Du bist gut aufgehoben und willkommen.

BLICK AUF DIE EPIPHYSE (ZIRBELDRÜSE):
Die Zirbeldrüse wird in Shavasana entspannt und gleichzeitig aktiviert. Vielleicht wirst du sehr müde, weil dein Nervensystem herunterfährt und die Epiphyse Melatonin ausschüttet, das die Schlafphase einleitet. Es ist völlig in Ordnung, wenn du kurz einschläfst. Lasse los und gib dich der Entspannung hin wie einem Jungbrunnen.

TIPP

Werde eins mit allem und sieh dich im anderen. Sieh dich in allen Lebewesen, selbst in der kleinen Stechmücke, die dir die Nachtruhe raubt. Erkenne, dass du auf dieser Welt gelandet bist, um dich zu verbinden, deine Visionen und Missionen zu teilen und zu leben. Warte nicht darauf, bis du irgendwann Zeit hast, sondern beginne JETZT!

ZU GUTER LETZT: ATEMÜBUNGEN UND MEDITATIONEN ALS HELFER IM ALLTAG

Pranayama, die bewusste Atemführung, ist eine der effektivsten Methoden, um das Energiefeld zu klären. Ein harmonischer Atemfluss hat direkten Einfluss auf die Aura (siehe Seite 173), indem er stagnierende Energien auflöst und frisches Prana (Lebensenergie) im gesamten System verteilt.
Dazu brauchst du keine komplizierte Atemtechnik. Richte die Aufmerksamkeit auf deine Atmung und atme für eine bis zwei Minuten so tief und bewusst du kannst durch die Nase ein und durch den weit geöffneten Mund kraftvoll aus. Anschließend atme sanft für eine weitere Minute durch die Nase. Stelle dir vor, wie du dein Energiefeld ausbreitest, wie du dich von dunklen Feldern und allem, was dir nicht mehr dienlich ist, löst und dich neue Energie durchströmt.

Die folgende Wechselatmung harmonisiert dein Energiefeld. Sie hilft dir, den Atem ins Gleichgewicht zu bringen, deine Energien zu bündeln und auszubalancieren sowie eventuelle Störungen im Nervensystem auszugleichen. Wenn du dich gehetzt fühlst oder aufgeregt bist, beruhigt sie deinen Geist und deinen Puls. Sie energetisiert dich, wenn du dich müde und antriebslos fühlst, gibt dir einen kraftvollen Schub und macht dich wach. Du siehst: Je nachdem, was du gerade brauchst, die Wechselatmung ist ein wunderbares und vielseitig einsetzbares Werkzeug. Ob du lieber beruhigt oder aufgeweckt werden willst, kannst du über die Ein- und Atmung auf dem rechten beziehungsweise linken Nasenloch beeinflussen: Wenn du die Einatmung in deinem rechten Nasenloch beginnst, wirst du aktiver. Wenn du mit deinem linken Nasenloch beginnst, strömt beruhigende Kraft durch dich hindurch. Probiere es aus.

ÜBUNG

NADI SHODANA – DIE WECHSELATMUNG: REINIGUNG DER ENERGIEKANÄLE

Übungsbeschreibung für die beruhigende Variante:

- Komme in eine aufrechte Sitzhaltung, die Wirbelsäule ist lang, Rücken, Nacken und Kopf streben himmelwärts.
- Schließe die Augen. Atme zwei- bis dreimal tief durch die Nase ein und vollständig aus. Mit der Einatmung ziehe deine Kopfkrone noch ein bisschen höher. Mit der Ausatmung spüre die Verbindung von Gesäß, Füßen und Beinen zum Boden.
- Klappe Zeigefinger und Mittelfinger der **rechten** Hand in die Handinnenfläche.
- Verschließe mit dem rechten Daumen das rechte Nasenloch und atme durch das linke Nasenloch ein.
- Verschließe mit dem Ringfinger dein linkes Nasenloch, öffne das rechte Nasenloch und atme aus.
- Atme rechts ein, verschließe das Nasenloch mit dem Daumen, öffne das linke Nasenloch und atme aus.
- Atme links ein, verschließe, öffne, atme rechts aus und fahre so für zwei bis drei Minuten im Wechsel fort. Beende mit der Ausatmung aus dem **linken** Nasenloch.
- Spüre für einen Moment mit geschlossenen Augen nach. Beobachte die Ruhe deiner Gedanken.

Für die aktivierende Variante beginnst du wie bei der beruhigenden Variante mit tiefen Atemzügen. Der Unterschied: Du klappst Zeige- und Mittelfinger der **linken** Hand ein und beginnst mit der Einatmung auf dem linken Nasenloch. Du beendest Nadi Shodana mit der Ausatmung durch das **rechte** Nasenloch. Spüre auch hier noch einen Moment nach und genieße die Lebensenergie, das Prana, die durch deinen Körper strömt.

AURA-PFLEGE

In diesem Buch habe ich an der einen oder anderen Stelle die Aura erwähnt, diese wunderbare Regenbogenhülle, die uns alle umgibt. Ihre Farben ähneln denen der Chakras, und sie wird von ihnen gespeist, deswegen möchte ich der Aura an dieser Stelle etwas Platz einräumen. Natürlich gibt es noch viel mehr dazu zu sagen – aber das wäre ein neues Buch …

Die Aura ist das seelisch-geistige Kraftfeld, das uns umgibt und dessen Energie durch unsere Gedanken und Gefühle entsteht. Manche Menschen können diese Aura bei anderen sehen, und wenn sie harmonisch schwingt, leuchtet sie wohl in allen Farben des Spektrums. Dieses Kraftfeld ist jedoch empfindsam und wird durch unsere Stimmungen, aber auch durch das, was an Emotionen von anderen auf uns übergeht, beeinflusst. So verdient und braucht die Aura regelmäßige »Pflege«, Reinigung und Stärkung. Mit Yoga, Atemübungen, Visualisierungs- und Klangmeditationen tust du ihr und damit deinem Körper-Seele-Geist-Wesen sehr viel Gutes. Das Chanten von Mantras wie dem Urklang des Universums, dem OM, oder die Anwendung von Klangschalen kann dich unterstützen, die Schwingung deiner Aura zu erhöhen und energetische Blockaden aufzulösen.

Und hier, am Schluss, kommt noch ein Goodie: Ich habe dir eine zehnminütige Aura-Meditation, die die Methode der Visualisierung beinhaltet, aufgenommen. Du kannst sie über den QR-Code (siehe Anhang Seite 175) abrufen.

Ich freue mich sehr, wenn du dein inneres Licht nach außen bringst und eine Quelle von Frieden und Positivität wirst.

BIJA-MEDITATION

Mithilfe der Bija-Mantras kannst du eine sehr einfache, aber hochwirksame Meditation zu deiner Gewohnheit machen. Wir verwenden hier die Methode des Chantens, das heißt, du singst die Silbe mit einem langen »A« (beim OM ein langes »O«) und bleibst dabei auf einem Ton. Du kannst die Silbe aber auch einfach nur sprechen oder sie im Stillen, in deinem Kopf, chanten.

Starte beim ersten Chakra und singe, sprich oder denke LAM – LAM – LAM.

Dann geh weiter zum zweiten Chakra VAM – VAM – VAM, dann zum dritten Chakra RAM – RAM – RAM usw., bis du nach dem sechsten Chakra und OM die Stille danach genießt.

Du kannst alternativ deinen Fokus auf ein einzelnes Chakra richten und das jeweilige Bija solange chanten, sprechen oder denken, wie du möchtest.

EIN WORT ZUM SCHLUSS

Schließe nun deine wissenden Augen, die erkannt haben. Die erkannt haben, dass Wissen immer da ist, unabhängig, jeden Tag neu und immer, wenn wir es brauchen, um zu wachsen.

Stiehl dir niemals selbst die Freude am Leben, lasse dein Mosaik jeden Tag bunter und größer werden.

Kein noch so großes Wissen, Vermögen oder weltlicher Erfolg kann jemals so wertvoll sein, wie sich in seinem eigenen Körper wohlzufühlen.

DANKE

DANKE an alle Yogis, die sich seit Jahrzehnten (oh Mann, das klingt ziemlich alt und hoffentlich etwas weise) unerschütterlich mit mir auf der Yogamatte treffen und meine Euphorie und meinen lebensbejahenden Forscherdrang bei Gesundheitsthemen mit mir teilen. Ohne euch wäre die Yogawelt nur halb so fröhlich. Danke an Julia und Ursula, die mich während eines Abendessens auf einem Retreat völlig überraschend, liebevoll und provokant mir selbst präsentierten. DANKE an meine drei HappyBoys Andreas, Jorrit und Lennart für jeden Tag unseres großen WIR. DANKE, mein großartiger Körper, meine sonnige Seele und mein forscher (manchmal, aber eher selten, lahmer) Geist. Ihr drei sitzt Hand in Hand ums Feuer und wisst genau, was es bedeutet, auf allen Ebenen im Gleichklang zu schwingen und wann es Zeit für tiefe Regeneration ist. DANKE an Inga Heckmann, die mich während einer Chakra-Yogaklasse leuchten gesehen und die pure Magie meines Daseins erkannt hat.
Und *satnam* an alle meine lebenden und die unsterblichen Vorfahren, die den Grundstein für mein spirituelles Wachstum gelegt haben.

ANHANG

QR-CODE ZU DEN ÜBUNGSVIDEOS

E-Mail-Adresse der Autorin für Feedback, Mitteilungen, Erfahrungen: nadja@yogate.de

Homepage der Autorin: https://www.yogate.de

LITERATUR ZUM WEITERLESEN

Tipps für dich zum Weiterlesen:

Khalsa, Gurmukh Kaur: ***Die 8 Gaben des Menschen***
Theseus, Bielefeld 2015
Parker, Steve: ***Kompaktatlas menschlicher Körper***
Dorling Kindersley, München 2014
Pantzar, Katja: ***Sisu***
Lübbe, Köln 2018
Skuban, Ralph: ***Pranayama***
Aquamarin-Verlag, Grafing 2017
Heckmann, Inga: ***Die Sinne als Tor zur Achtsamkeit***
Irisiana, München 2022

IMPRESSUM

1. Auflage

einem Unternehmen der Penguin Random House Verlagsgruppe GmbH,
Neumarkter Straße 28, 81673 München
produktsicherheit@penguinrandomhouse.de
(Vorstehende Angaben sind zugleich Pflichtinformationen nach GPSR.)

Projektleitung: Inga Heckmann
Lektorat: Martin Stiefenhofer
Herstellung: Timo Wenda
Satz: Atelier Versen, Bad Aibling
Illustrationen: Sabine Timmann, Hamburg
Umschlaggestaltung: OH, JA!; www.oh-ja.com
unter Verwendung eines Motivs von shutterstock_1629618847
Bildnachweis: shutterstock_aninata_759013312;
shutterstock_LiiaLonnArt_2442665333
Druck und Bindung: Pixartprinting, Lavis
Printed in Italy

MIX
Papier | Fördert gute Waldnutzung
FSC® C147178
FSC
www.fsc.org

Penguin Random House Verlagsgruppe FSC® N001967

ISBN: 978-3-424-15492-4